Control de salud del niño

618.92
G993c Guzmán Merino, Paula.
Control de salud del niño / Paula Guzmán Merino, María José Pérez Pooley.
1a. ed. – Santiago de Chile: Universitaria, 2015.
218, [3]p.: il., grafs., tablas; 15,5 x 23 cm. — (Universitaria)
Incluye anexos.
Referencias bibliográficas : p.[216-218].

ISBN Impreso: 978-956-11-2388-5
ISBN Digital: 978-956-11-2737-1

1. Pediatría - Manuales. 2. Salud infantil.
I. t. II. Pérez Pooley, María José.

Texto compuesto en tipografía *ITC New Baskerville 11/14*

Se terminó de imprimir esta
PRIMERA EDICIÓN
en los talleres de Salesianos Impresores S.A,
General Gana 1486, Santiago de Chile,
en febrero de 2015.

DISEÑO Y DIAGRAMACIÓN
Yenny Isla Rodríguez

IMAGEN DE PORTADA
Equipo Fotográfico
Isabel Lira
David Valencia

www.universitaria.cl

IMPRESO EN CHILE / PRINTED IN CHILE

CONTROL DE SALUD DEL NIÑO

PAULA GUZMÁN MERINO
MARÍA JOSÉ PÉREZ POOLEY

La publicación de esta obra fue evaluada
por el Comité Editorial de la Editorial Universitaria
y revisada por pares evaluadores especialistas en la materia,
propuestos por Consejeros Editoriales de las distintas disciplinas

EDITORIAL UNIVERSITARIA

Agradecimientos

Dedicamos este libro a nuestros hijos.
Juan José, Elisa, Emilia, Diego y Margarita.

Contenido

TERCERA PARTE: PUERICULTURA

CUARTA PARTE: ANEXOS

Las autoras

Paula Guzmán Merino es Médico Pediatra de la Unidad de Pediatría Ambulatoria del Departamento de Pediatría y Cirugía Infantil Campus Sur de la Universidad de Chile. Integrante del Directorio de la Sociedad Chilena de Pediatría y Médico Residente del Servicio de Urgencia de la Clínica Universidad de Los Andes.

María José Pérez Pooley es Médico Pediatra de la Unidad de Pediatría Ambulatoria del Departamento de Pediatría y Cirugía Infantil Campus Sur de la Universidad de Chile. Médico Residente del Servicio de Urgencia de la Clínica Las Condes.

Colaboradores

Miguel Guzmán Núñez
Médico Pediatra
Departamento de Urgencia
Hospital Clínico
Universidad de Chile
Facultad de Medicina

Soledad Villanueva Toral
Médico Pediatra
Unidad de Pediatría Ambulatoria
Departamento de Pediatría y Cirugía Infantil Campus Sur
Universidad de Chile
Unidad de Endocrinología
Hospital Dr. Exequiel González Cortés

Muschi Szigethi Quijada
Médico Pediatra
Unidad de Pediatría Ambulatoria
Departamento de Pediatría y Cirugía Infantil Campus Sur
Universidad de Chile

Pilar Fuertes Cortés
Médico Pediatra
Hospital Naval de Talcahuano

Las autoras agradecen especialmente los aportes de

Dra. Martina Aguilera Zúñiga
Dra. María José Alarcón Plasser
Dra. Danae Álvarez Jara
Dra. Leslie Araya Roos
Dra. Javiera Arroyo Zúñiga
Dr. Felipe Astorga Contreras
Dra. Cristina Barra Osorio
Dra. Cyntia Barquín Pardo
Dra. Rose Biggs Schulz
Dr. José Miguel Cárdenas Galli
Dr. Daniel Carvajal Hausdorf
Dra. Anna Castelli Torres
Dr. Francisco Cordero Jiménez
Dr. Pablo Cubillos Rivero
Dra. Beatriz Chávez Peña
Dra. Daniela Dalbosco Rendic
Dr. Andrés Esparza Crespo
Dra. Paula Espinoza Carrasco
Dra. Macarena Espinoza Elgueta
Dra. Marcela Figueroa Solís
Dr. Cristhian Flores Álvarez
Dra. Ana María Gaete Doña
Dra. Daniela Gajardo Carreño
Dra. Denise Game Hubach
Dra. Patricia Guerra Paris
Dr. Pablo Gómez Olivares
Dr. Mauricio González Billault
Dra. Astrid Djamila Heitmann Quiroz
Dra. Pamela Huaiquín Chávez
Dra. Daniela Ibacache Álvarez
Dra. Claudia Ibarra Morales
Dr. Marcelo Jodorkovsky Rauch
Dra. María José López Rodríguez
Dr. Esteban Leoz Fraile
Dra. Daniela Mardones Parada
Dr. Juan Pablo Martínez Henríquez

Dr. Daniel Muñoz Saavedra
Dra. Claudia Núñez Peña
Dr. Felipe Novoa Tonda
Dr. Francisco Osorio Martin
Dra. Pamela Pacheco Gutiérrez
Dra. Javiera Parrini Valdivieso
Dra. Gema Pérez Alarcón
Dr. Sebastián Pérez Barrera
Dra. Paula Perotti Cirer
Dr. Andrés Platero Chang
Dra. Licarallén Quevedo Cortés
Dra. Consuelo Quintanilla Letelier
Dr. Marco Ríos Vergara
Dr. Guillermo Robles Gottlieb
Dra. Francisca Rodríguez Ugarte
Dr. Carlos Ruarte Naranjo
Dra. Carolina Soto González
Dr. Lisandro Stuardo Tapia
Dra. Ekaterina Troncoso Olchevskaia
Dr. Hernán Ureta Díaz
Dr. Felipe Valenzuela Santana
Dra. Varsha Vaswani Reyes
Dr. Emilio Vargas Ramírez
Dra. Gissela Vargas Pavés
Dra. Victoria Vargas Vargas
Dra. Mónica Vega Sandoval
Dra. Paula Villanueva Vidal
Dr. Rodolfo Villena Martínez
Dra. Sofía Vorphal Soto
Dr. Wilbaldo Salas Moreno
Dr. Andrés Zabala Pardo
Dr. Claudio Zamorano Young

Nota preliminar

Hace algunos años al equipo de pediatras que conformamos la Unidad de Pediatría Ambulatoria de la Universidad de Chile Campus Sur nos surgió el interés por recopilar y sistematizar conceptos, conocimientos y habilidades clínicas, las cuales hemos enseñado a nuestros alumnos de pre y posgrado de la escuela de medicina. Después de un tiempo de revisar lo que cada uno aportaba al debate en diversos temas, nos dimos cuenta de la posibilidad de plasmar en un texto específico todo lo que habíamos aprendido, para así mejorar la atención del niño a nivel primario, aportando no solo la apropiada dosis de medicamento y la técnica semiológica depurada, sino también el consejo para la crianza y el saber escuchar lo que a diario requieren nuestros pacientes y sus familias.

Así, este manual nació del interés de nuestro equipo y de los propios alumnos de tener un texto de consulta ordenado, práctico y actualizado como guía para la docencia y para la atención ambulatoria del niño sano.

En este texto se resume nuestra experiencia académica, esfuerzo clínico, interés social y, por sobre todo, el querer compartir los conocimientos. Este manual solo quiere ser un elemento que permita guiar, entender y ayudar de mejor manera a quien nos consulta.

Agradecemos en forma especial a todos nuestros alumnos de pre y posgrado por su colaboración, interés y estímulo permanentes, lo cual ha sido fundamental para poder concretar este proyecto.

Invitamos a los alumnos y a los profesionales de la salud que atienden niños a revisar este manual para una mejor práctica pediátrica ambulatoria y, por supuesto, dejamos a nuestros colegas la posibilidad de que nos entreguen su visión a fin de construir un manual que crezca con el tiempo. Sin duda que hay temas que no abordamos por razones de tiempo; por eso creemos que con esta publicación se comienzan a escribir los próximos capítulos.

Unidad de Pediatría Ambulatoria
Campus Sur, Universidad de Chile

Prólogo

Las acciones de prevención y fomento de la salud realizadas en el nivel primario de atención tienen un impacto notable, más aún si se considera el perfil epidemiológico cambiante que enfrenta la pediatría actual, donde las enfermedades crónicas no transmisibles se hacen más prevalentes.

El equipo docente de la Unidad de Pediatría Ambulatoria del Departamento de Pediatría y Cirugía Infantil del Campus Sur de la Facultad de Medicina de la Universidad de Chile ha impulsado y puesto en marcha una serie de iniciativas, tendientes a apoyar las tareas del equipo de salud y a reforzar las oportunidades de formación en atención primaria de sus estudiantes de pregrado y postítulo.

La experiencia consolidada de los docentes en interacción con sus discípulos ha dado origen a este texto que, por sus contenidos y su orientación esencialmente práctica, se constituye en una herramienta de máxima utilidad y aplicación en la actividad profesional. Los temas tratados permiten actualizar conocimientos sobre atención y manejo de problemas pediátricos frecuentes o relevantes en la crianza y puericultura para mejorar así el nivel resolutivo de la atención primaria y estimular al equipo de salud en su perfeccionamiento e integración docente asistencial.

El texto se constituye en un importante material de consulta y estudio, abordando, además de los temas más habituales, tópicos que no se tratan en otras publicaciones, permitiendo enfrentar preguntas frecuentes y solucionar demandas de las familias que solicitan nuestra atención para asegurar un mejor crecimiento, desarrollo y bienestar para los niños.

Por la experiencia de las autoras, el enfoque claro y práctico y el amplio espectro de su contenido, este texto será un elemento de máxima utilidad para profesionales y estudiantes interesados en realizar una atención pediátrica acorde con los lineamientos actuales que pretenden asegurar un crecimiento y desarrollo que permitan la expresión máxima de todo el potencial biológico de los niños y un enfoque preventivo para alcanzar la edad mayor como adultos sanos.

PROF. DR. ARNOLDO QUEZADA LAGOS
Director del Departamento de Pediatría y Cirugía Infantil
Facultad de Medicina, Campus Sur. Universidad de Chile

Primera Parte
Generalidades

Alimentación en el niño

DR. MIGUEL GUZMÁN

1. Lactancia materna

La leche materna es el alimento ideal y más completo para el recién nacido y lactante hasta los seis meses de vida, y es una buena fuente de lácteos hasta los 2 años de edad. Es específica para la especie humana y va cambiando en sus componentes y volumen según los requerimientos de cada niño.

La lactancia tiene múltiples beneficios para el niño, la madre y la sociedad. Dentro de estos destacan: ser una fuente óptima de nutrientes para el niño, es fácil de digerir, otorga protección inmunológica, mejora el desarrollo intelectual y emocional del niño, favorece el apego, disminuye las alergias, ayuda al desarrollo dento-maxilar del niño, disminuye la obesidad y las enfermedades crónicas como la diabetes. En la madre: ayuda a la retracción precoz del útero, recuperación del peso después del parto, previene el cáncer de ovarios y de mama, y disminuye la depresión posparto. También disminuye el maltrato infantil, espacia los nacimientos y disminuye los costos económicos.

Por lo tanto, hay que insistir en la lactancia materna exclusiva hasta los seis meses y mantenerla, al menos, hasta el año.

Técnica de lactancia

- Sentarse cómoda con la espalda apoyada.
- Apoyar al niño en el antebrazo, con la cabeza en el codo de la madre.
- Tomar la mama en "C" (pulgar por arriba y 4 dedos por abajo), tocar el labio inferior del niño con el pezón para que abra la boca e introducir el pezón y la aréola en la boca del niño, atrayéndolo hacia la mama.
- El pezón queda en el fondo de la boca del niño, y sus labios se evierten sobre la aréola. El niño envuelve el pezón con su lengua y la masajea contra el paladar para sacar la leche.
- No debe provocar dolor.
- Para separar al niño del pecho, introducir el dedo meñique por la comisura labial y retirar el pecho.

Se debe amamantar con un pecho primero, y cuando el niño lo haya vaciado, ofrecer el otro. En la próxima mamada, iniciar primero con la última mama de la alimentación anterior.

Al inicio, los recién nacidos demoran en mamar 15 a 20 minutos por lado y después de algunos meses pueden demorar 3 a 5 minutos.

Indicadores de un amamantamiento correcto son: deglución audible, actitud tranquila del niño, producción de leche constante, aumento adecuado de peso, promedio de 6 pañales al día, 4 con deposiciones, mamas sanas y amamantamiento sin dolor.

La leche materna se puede extraer manualmente o con ayuda de extractores. La duración de la leche extraída es:

- 12 horas a temperatura ambiente.
- 3 a 5 días en el refrigerador.
- 14 días en el congelador del refrigerador (de una puerta).
- 3 meses en congelador separado del refrigerador (de dos puertas).

2. Alimentación 0-6 meses

La lactancia materna exclusiva es la ideal durante los primeros 6 meses de vida, sin agregar agüitas ni otros alimentos. Si esto no es posible, de preferencia se deben usar fórmulas maternizadas o mejor llamadas *fórmulas de inicio*. Existen diversas presentaciones comerciales que vienen como "Etapa 1", pero su desventaja es el costo. La ventaja de estas fórmulas es la incorporación de macro y micronutrientes que evitan la suplementación de estos tanto en la leche como al lactante directamente: taurina, carnitina, nucleótidos, vitaminas E, D, C, Hierro, Zinc, Ácido Linoleico y Pufas, entre los más importantes, tomando como patrón de referencia la leche materna.

Al utilizar estas fórmulas también se logra una menor manipulación al prepararlas, lo que facilita su uso.

Ejemplos de fórmulas de inicio en el mercado: Similac Advance Premium, NAN 1, NAN Pro 1, S 26 Gold, Enfamil 1 Premium, Nutrilon 1, Bebelac 1, Belacta 1, Vital 1.

Estas presentaciones tienen diluciones al 13%, y se debe usar la medida que viene al interior del envase para medir la cantidad de gramos. Se diluye una medida en 30 cc de agua hervida tibia excepto en el caso de Similac Advance Premium y S26 Gold que es una medida en 60 cc de agua.

Como alternativa a las fórmulas de inicio se utilizan fórmulas adaptadas, que consisten en leche de vaca entera, la cual hay que modificar para alcanzar el aporte calórico y las concentraciones necesarias de proteínas y lípidos. El PNAC (Programa Nacional de Alimentación Complementaria) entrega Leche Purita Fortificada. Su ventaja es lo económico ya que su distribución es gratuita en los consultorios, y en lo nutricional viene con aporte de hierro, zinc y vitamina C, lo que evita el aporte suplementario de estos elementos en niños de término. La desventaja es su aporte insuficiente en Vitamina D y Pufas (ácidos grasos polinsaturados). Esta se debe diluir al 7,5%, para evitar el aporte excesivo de proteínas, calcio, fósforo y sodio, que pudiera afectar la función renal. Además se debe agregar a la leche hidratos de carbono y aceite vegetal para aumentar la densidad calórica, mantener un P% adecuado y entregar un buen aporte de ácidos grasos esenciales (aceite de pepita de uva, oliva, maravilla, maíz o canola). Para esto se agrega azúcar o maltodextrina al 2,5% y aceite vegetal al 2%.

3. Alimentación de 6 a 12 meses

Idealmente se debe continuar con la lactancia materna. Si esto no es posible o el lactante viene consumiendo fórmulas de inicio, la recomendación a esta edad es el uso de Fórmulas de Continuación. Al igual que las leches de inicio no es necesario adicionar suplementos nutricionales de ningún tipo. Existen diferentes presentaciones comerciales como "Etapa 2", cuya limitación es su costo. En nuestro medio existen varias presentaciones: Similac Advance 2, NAN 2, NAN Pro 2, Nidal, Promil Gold, Enfamil 2, Nutrilon 2, Bebelac 2, Vital 2.

Todas se diluyen al 13% usando la medida específica para cada envase que en general es una medida por cada 30 cc de agua.

A nivel primario se entrega Leche Purita Fortificada. Se prepara al 7,5% con azúcar o maltodrextina al 2,5% y cereales al 3-5%.

A los 6 meses se inicia la alimentación sólida, al almuerzo, reemplazando la leche de las 11:00 hrs. Consiste en una papilla de verduras y carne de vacuno de preferencia posta, pollo o pavo (200 ml), y como postre una fruta pequeña (50 ml). Agregar 5 ml de aceite crudo a la papilla antes de darla al niño. No adicionar sal.

A los 8 meses se agrega la segunda comida en la noche, reemplazando la leche de las 19:00 hrs. Se pueden incorporar legumbres, y a los 10 meses huevo y pescado. En niños con antecedentes de alergia se postergan el huevo y pescado hasta el año de vida.

Se puede ofrecer agua, sin azúcar, 20-50 ml 2 o 3 veces al día, y jugos naturales sin azúcar.

El postre debe ser una fruta. Es importante recordar que el yogurt, flan o sémola con leche no tienen ninguna indicación como postres a esta edad.

Suplementos

Al mes de vida se debe suplementar la Vitamina D dando 400 UI al día en niños con lactancia materna exclusiva, Leche Purita Fortificada y fórmulas de inicio.

Desde los 4 meses se suplementa con Hierro 1-2 mg/kg/día en niños con lactancia materna exclusiva, o fórmulas no suplementadas.

4. Alimentación de 12 a 24 meses

Después del año la leche se diluye al 10%. Hay múltiples presentaciones comerciales y una alternativa es la Leche Purita Fortificada al 10% más azúcar al 2,5% y cereales al 3-5% según el estado nutricional del niño.

También puede darse leche fluida (líquida). El niño debe tomar 400-500 ml de leche al día.

A los 18 meses se puede usar leche semidescremada y el PNAC entrega Leche Purita Cereal, que es semidescremada, con un mayor aporte de fibras.

A los 12 meses debe suspenderse la mamadera nocturna por los menores requerimientos nutricionales, porque hay una disminución fisiológica del apetito dada por la disminución de la velocidad de crecimiento, y para no favorecer la aparición de caries dental. Por lo tanto el niño recibe 4 comidas: desayuno, almuerzo, once y comida.

Aparecen los primeros molares, por lo que se aumenta la consistencia de la comida, primero molida con el tenedor y luego picada.

Se incorporan ensaladas a la alimentación, y se deben evitar las comidas a deshoras y colaciones.

Ofrecer al menos 200 ml de agua al día.

5. Alimentación en el preescolar

El niño se incorpora a las comidas y horarios familiares y va adquiriendo cada vez más independencia para comer. Esta es una etapa de riesgo nutricional, por lo que hay que limitar la ingesta de azúcar y de comidas a deshoras. Es importante recordar que las "neofobias" o rechazo a alimentos nuevos son normales, por lo que hay que ofrecer reiteradamente estos alimentos hasta que el niño los acepte.

El preeescolar debe recibir 3 lácteos al día, de preferencia descremados o semidescremados, 2 porciones de verduras y 3 frutas al día; pescados y legumbres 2 veces por semana, alimentos con bajo contenido de grasas saturadas y colesterol; 4 a 6 vasos de agua al día. Las colaciones no son necesarias, y si se dan, preferir las "colaciones saludables".

Los requerimientos calóricos a esta edad son 1.400 cal/día en niños y 1.250 cal/día en niñas.

Recordar la higiene bucal, con lavado de dientes después de las comidas, sin pasta dental hasta los 4 años y después usar dentífricos con bajo contenido de flúor (400-500 ppm).

Colaciones saludables

Contienen hasta 150 calorías. Pueden ser frutas frescas o deshidratadas, frutos secos, jugos de fruta natural sin azúcar, lácteos descremados o semidescremados, cereales, eventualmente pan (integral o marraqueta) con pavo, quesillo, palta o mermelada.

6. Alimentación en el escolar y adolescente

Los requerimientos calóricos en escolares son 1.700 cal/día en niños y 1.500 cal/día en niñas; y en adolescentes 2.400 cal/día en niños y 1.900 cal/día en niñas.

Deben recibir una alimentación balanceada y saludable, evitando alimentos con aporte excesivo de sal y grasas. Mantener las 4 comidas al día, con una ingesta de 5 porciones de frutas y verduras al día, pescados y legumbres 2 veces por semana, lácteos descremados o semidescremados, que en adolescentes se deben aumentar de 4 a 5 porciones al día, por los mayores requerimientos de calcio en este periodo. 1 a 2 colaciones saludables al día. Ingesta de 6-8 vasos de agua al día.

Es importante que las comidas sean familiares, evitando comer frente al computador o TV.

Recordar el aseo bucal después de comidas, y con hilo dental en adolescentes.

Tabla 1.Preparación de Leche Purita Fortificada (LPF) al 7,5 y 10%

1 medida de Nestlé = 5 gr de LPF
= 5 gr de Leche Purita Cereal
= 8 a 10 gr de azúcar
= 2 gr de cereal arroz
= 3 gr de cereal de otras variedades

PREPARACIÓN DE FÓRMULAS PARA NIÑOS DE 0 A 6 MESES

Volumen	LPF 7,5%	Azúcar 2,5%	Aceite 2%
60 ml	1 med	⅛ med	1 ml
100 ml	1 ½ med	¼ med	2 ml
120 ml	1 ¾ med	⅓ med	2,5 ml
150 ml	2 ¼ med	⅓ med	3 ml
200 ml	3 med	⅓ med	4 ml

PREPARACIÓN DE FÓRMULAS PARA NIÑOS DE 6 A 12 MESES

Volumen	LPF 7,5%	Azúcar 2,5%	Cereal arroz		Otros cereales	
			3%	5%	3%	5%
100 ml	1 ½ med	¼ med	1 ½ med	2 ½ med	1 med	1 ⅔ med
120 ml	1 ¾ med	⅓ med	1 ¾ med	3 med	1 ¼ med	2 med
150 ml	2 ¼ med	⅓ med	2 ¼ med	3 ¾ med	1 ½ med	2 ½ med
180 ml	3 ½ med	½ med	2 ¾ med	4 ½ med	1 ¾ med	3 med
200 ml	3 med	½ med	3 med	5 med	2 med	3 ⅓ med
250 ml	3 ¾ med	⅔ med	3 ¾ med	6 ¼ med	2 ½ med	4 med

PREPARACIÓN DE FÓRMULAS PARA LACTANTES MAYORES DE 12 MESES

Volumen	LPF 10%	Azúcar 2,5%	Cereal arroz		Otros cereales	
			3%	5%	3%	5%
100 ml	2 med	¼ med	1 ½ med	2 ½ med	1 med	1 ⅔ med
120 ml	2 ½ med	⅓ med	1 ¾ med	3 med	1¼ med	2 med
150 ml	3 med. med	⅓ med	2 ¼ med	3 ¾ med	1½ med	2 ½ med
180 ml	3 ½ med	½ med	2 ¾ med	4½ med	1¾ med	3 med
200 ml	4 med	½ med	3 med	5 med	2 med	3 ⅓ med
250 ml	5 med	⅔ med	3 ¾ med	6 ¼ med	2½ med	4 med

Evaluación del estado nutricional

DRA. PAULA GUZMÁN

Niños menores de 6 años

La *calificación nutricional* en los niños menores de 6 años se realiza en base a la comparación de los indicadores: peso para la edad (P/E), talla para la edad (T/E) y peso para talla (P/T), usando como referencia el patrón OMS.

El *diagnóstico nutricional integrado* (DNI) del niño conjuga el resultado de la calificación nutricional de los tres indicadores (P/E, P/T, T/E), más los datos anamnésticos y físicos (curva pondoestaural, antecedentes de peso de nacimiento, encuesta alimentaria, morbilidades intercurrentes, antecedentes familiares y otros).

Entre los indicadores descritos, en el menor de 1 año tiene mayor importancia el indicador P/E, y en el niño entre el año y los 5 años 11 meses 29 días el indicador P/T. La excepción la constituyen los lactantes mayores de un mes que presentan un indicador P/E +1 o +2, a los cuales se los debe evaluar con P/T.

Los lactantes menores de 6 meses alimentados con lactancia materna exclusiva, que tienen P/E -1 o -2 deben ser calificados como *malnutrición por déficit*, al igual que los lactantes con P/T +1 o +2, los cuales deben ser calificados como *malnutrición por exceso* (ver Tabla 2).

Niños y adolescentes de 6 a 18 años

Para la *calificación nutricional* en los niños mayores de 6 años se utiliza el Índice de Masa Corporal para la edad (IMC/E) y la Talla para la Edad (T/E).

El *diagnóstico nutricional integrado* debe incluir no solo el IMC y la talla, sino además la encuesta alimentaria y los antecedentes personales y familiares de cada niño: velocidad de crecimiento en el tiempo, peso y talla de los padres, presencia de patologías, antecedentes familiares de riesgo cardiovascular (obesidad, dislipidemias, infarto o accidente vascular en menores de 50 años, diabetes mellitus) y otros (ver Tabla 3).

A nivel secundario se evaluará según el IMC por edad cronológica en las niñas < de 8 o > de 15 años; y en los niños < de 10 o > 16 años. Fuera de

Tabla 2. Criterio de calificación nutricional

1. Criterio para el DNI de Riesgo de desnutrir: ▪ Menor de 1 año: con indicador antropométrico P/E entre –1 DE y –2 DE ▪ Mayor de 1 año: con indicador P/T entre –1 DE y – 2 DE
2. Criterio para el DNI de Desnutrición: el (la) niño(a): ▪ Menor de 1 año: con indicador antropométrico P/E ≤ –2 DE ▪ Mayor de 1 año: con indicador P/T ≤ –2 DE
3. Criterio para el DNI de Sobrepeso: el (la) niño(a) mayor de 1 mes que: ▪ Tiene su indicador antropométrico P/T entre +1 DE y +2 DE
4. Criterio para el DNI de Obesidad: aquel(lla) niño(a) mayor de 1 mes que: ▪ Tiene su indicador antropométrico P/T ≥ +2 DE
DIAGNÓSTICO NUTRICIONAL INTEGRADO (DNI):
1. Eutrófico (incluye diagnóstico de delgadez constitucional)
2. Malnutrición por déficit ▪ Riesgo de desnutrir ▪ Desnutrido
3. Malnutrición por exceso ▪ Sobrepeso ▪ Obeso

Tabla 3. Criterio de calificación según el IMC

▪ IMC < p 10: bajo peso
▪ IMC entre p 10 y < p 85: normal
▪ IMC entre p 85 y < p 95: sobrepeso
▪ IMC ≥ p 95: obesidad

este rango de edad se deberá evaluar primero la edad biológica (desarrollo de genitales externos en los niños y mamario en las niñas (ver Anexo 7) y comparar con la edad cronológica. Cuando ambas edades presenten una diferencia menor de un año se evaluará el estado nutricional según el IMC por edad cronológica. Cuando ambas edades presenten una diferencia mayor de un año se evaluará el estado nutricional según el IMC por edad biológica (Tabla 4).

Tabla 4. Incremento promedio mensual de peso y longitud durante el primer año de vida

MES	PESO NIÑOS	PESO NIÑAS	TALLA NIÑOS	TALLA NIÑAS
0-1	1200 gr	1000 gr	4,8 cm	4,6 cm
1-2	1000 gr	900 gr	3,7 cm	3,4 cm
2-3	800 gr	700 gr	3,0 cm	2,7 cm
3-4	600 gr	600 gr	2,5 cm	2,3 cm
4-5	500 gr	500 gr	2,0 cm	1,9 cm
5-6	400 gr	400 gr	1,7 cm	1,7 cm
6-7	400 gr	300 gr	1,6 cm	1,6 cm
7-8	300 gr	300 gr	1,4 cm	1,4 cm
8-9	300 gr	300 gr	1,4 cm	1,4 cm
9-10	300 gr	300 gr	1,3 cm	1,4 cm
10-11	200 gr	200 gr	1,2 cm	1,3 cm
11-12	200 gr	200 gr	1,2 cm	1,2 cm

Fuente: WHO Child Growth Standards 2006.

Desarrollo puberal

DRA. SOLEDAD VILLANUEVA

La pubertad es el periodo de transición desde la niñez hasta la edad adulta, durante el cual el individuo adquiere los caracteres sexuales secundarios y la capacidad de reproducirse.

Entre el inicio y el término de los eventos puberales transcurren 4 a 5 años.

Fisiología de la pubertad

Se activan diferentes ejes:

- Eje hipotálamo-hipófisis-gonadal → Gonadarquia.
- Eje hipotálamo-hipófisis-suprarrenal → Adrenarquia.
- Eje hipotálamo-hormona de crecimiento GH/IGF-1 → Estirón puberal (en niñas en Tanner II, en niños en Tanner III-IV).

Inicio

En la mujer la pubertard se inicia entre los 8 y 13 años, y el primer signo clínico es la telarquia en la mayoría de las niñas.

En el hombre se inicia entre los 9 y 14 años, y el primer signo clínico es el aumento de volumen testicular (4 cc).

En ambos se producen otros cambios somáticos como la maduración ósea, cambio en el índice de masa corporal y aumento de la velocidad de crecimiento (estirón puberal).

MUJERES

El primer signo de desarrollo puberal es la telarquia (85%), seguido muy de cerca por el crecimiento del vello púbico.

La menarquia se presenta 1,5 a 2 años después de la telarquia (entre los grados III y IV del desarrollo mamario). Los ovarios aumentan de tamaño > a 2 cm^3 y aumenta el número de folículos en ellos. El útero también aumenta su tamaño desde una proporción cuerpo/cuello de 1:1 hasta 2:1 al final de la pubertad. Durante los 2 años posteriores a la menarquia alrededor de un 50% de los ciclos son anovulatorios.

El aumento de la velocidad de crecimiento ocurre precozmente, incluso puede preceder a la aparición del botón mamario. La máxima velocidad de crecimiento en talla se presenta antes de la menarquia, lográndose después de ella un crecimiento adicional de 2 a 7 cm.

La ganancia total en talla es de 22 a 25 cm. La ganancia de peso y la distribución típica de la grasa es más tardía que el incremento de la talla. El mayor incremento de peso ocurre alrededor de los 12 años. El IMC aumenta de 16,8 a 20.

Hombres

El primer signo puberal es el aumento del tamaño testicular (2,5 cm de largo o 4 cc) a una edad promedio de 11,6 años, aumentando gradualmente hasta llegar a 20 o 25 cc (tamaño adulto).

Luego se inicia el crecimiento peneano y del vello púbico. El desarrollo del pene y testículos se completa en alrededor de 3,5 años; el vello axilar aparece en promedio dos años después del pubiano. El desarrollo del vello facial ocurre en etapas tardías, habitualmente después de los cambios en la voz y de la aparición del acné. La próstata y vesículas seminales crecen en forma paralela al pene y testículos.

El estirón puberal en el hombre es más tardío y de mayor magnitud que en la mujer. El incremento de la velocidad de crecimiento se inicia alrededor de los 13 años, alcanzando una velocidad máxima de 10 a 12 cm/año (2 años después de iniciada la pubertad). La ganancia promedio es de 28 a 30 cm, deteniéndose el crecimiento 4 a 6 años después del inicio puberal. El incremento de peso generalmente es concomitante con el de talla. El IMC cambia de 15,7 a 19,3.

La edad de los primeros orgasmos y eyaculaciones ocurre en 2/3 de los varones alrededor de los 14 años, pero puede ser más tardío.

La ginecomastia es un fenómeno normal en la pubertad (75% de los varones). Se presenta 1 a 1,5 años después del inicio puberal y persiste por 6 a 24 meses (Figuras 1 y 2).

Figura 1: Desarrollo puberal en niñas.

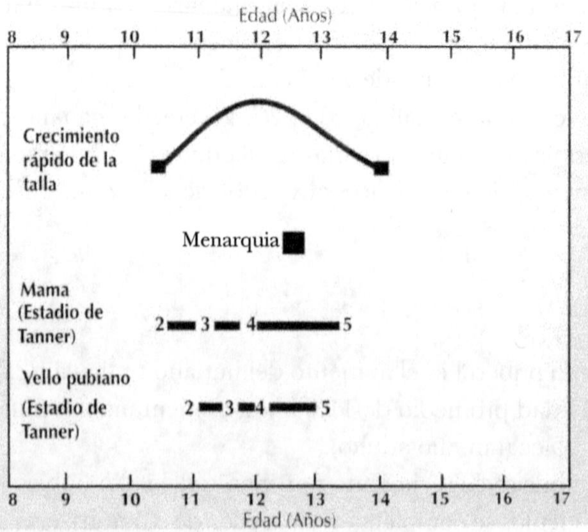

Figura 2: Desarrollo puberal en niños.

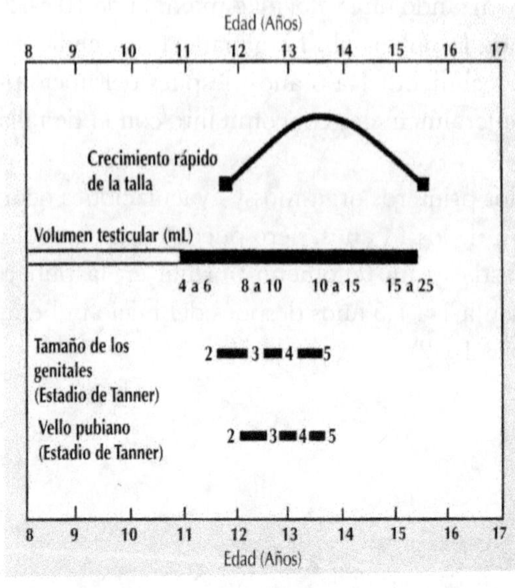

Clasificación de Tanner en mujeres

(Desarrollo mamario y vello púbico)

Grado I

No existe desarrollo puberal. Genitales infantiles.

Grado II

Empieza a desarrollarse la mama, sin sobrepasar la aréola: botón mamario (telarquia). Vello pubiano liso, a lo largo de los labios mayores.

Grado III

Inicio del crecimiento del pezón. Vello se extiende sobre el pubis.

Grado IV

Crecimiento de mama, aréola y pezón, constituyendo tres contornos. Vello pubiano tipo adulto.

Grado V

Crecimiento y protrusión del pezón; desaparece el contorno areolar. Distribución del vello pubiano femenino, horizontal sobre el pubis (forma triángulo invertido) y hacia la cara interna de los muslos

Clasificación de Tanner en hombres

(Genitales y vello púbico)

Grado I

Sin desarrollo puberal. Genitales infantiles.

Grado II

Ligero aumento del tamaño testicular (4 cc). Se inicia el oscurecimiento de la piel escrotal y es más laxo. Aún no hay crecimiento del pene. Aparece vello pubiano liso en la base del pene.

Grado III

Se inicia el crecimiento del tamaño del pene, especialmente en longitud. Testes de 6 a 12 cc. El vello empieza a rizarse y se extiende al pubis.

Grado IV

Aumento del grosor del pene y desarrollo del glande. Testes 12 a 16 cc. Escroto con piel oscura y rugosa. Vello tipo adulto, pero escaso, se extiende hacia las regiones inguinales.

Grado V

Genitales desarrollados. Testes > 16 cc. Típico patrón de distribución masculina del vello pubiano, que asciende hacia el ombligo (formando un rombo) y hacia la cara interna de los muslos.

TABLA 5. VACUNAS DEL PROGRAMA NACIONAL DE INMUNIZACIONES (Dr. Rodolfo Villena)

Vacuna	Edad administración	Enfermedad prevenible	Agente/tipo de vacuna	Eficacia e inmunogenicidad	Dosis / vía de administración	Reacciones adversas	Contraindicaciones
BCG	RN	– TBC miliar – Meningitis TBC	M. Bovis atenuado (Bacilo Calmette-Guerin)	Previene: – 50% TBC en general – 80% enfermedad severa	Intradérmica en deltoides izquierdo 0,1 ml	– Absceso estéril – Úlcera persistente >4 meses – Adenitis cervical/axilar	– Inmunodeficiencia – < 2.000 gr
DPT	2, 4, 6, 18 m	– Difteria – Tétanos – Coqueluche	– Toxoide diftérico y tetánico – Bacilos Pertussis muertos	– Difteria: Ac 100% con 4 dosis por 5 años, hasta 10 a – Tétanos: Ac 100%, por 10 años – Coqueluche: Ac > 80% con 3 dosis, a los 15-18 meses disminuye. 4° dosis: Ac 50% dp de 4-6 años, ausente a los 12 años	Intramuscular o subcutánea profunda 0,5 ml (2, 4, 6m pentavalente)	– Locales: eritema, dolor, edema – Fiebre > 39-40° – Convulsiones – Encefalopatía – Llanto persistente – Irritabilidad – Vómitos – Anorexia	– Reacciones severas con dosis previa (encefalopatía) – Enfermedad febril grave – Epilepsia o enfermedad neurológica no controlada
Polio	2, 4, 6, 18 m	Poliomielitis	Virus vivo atenuado cepa Sabin	– Ac 95% con 3 dosis – Inmunidad menos prolongada que con cepa Salk	Oral (2 gotas)	– Polio vaccinal	– Inmunodeficientes – Contacto con inmunodeficientes
Hib	2, 4, 6, 18 m	Enfermedad invasiva por H. influenza tipo B	Polisacárido capsular PRP conjugada	– Inmunidad > 95%	Intramuscular 0,5 ml (pentavalente)	– Reacciones locales, fiebre baja	– Antecedente anafilaxia – Posponer en enfermedades febriles graves
Hepatitis B	2, 4, 6, 18 m	Hepatitis B	ADN recombinante	– Ac 98-100% con 3 dosis – Inmunidad prolongada	Intramuscular 0,5 ml (pentavalente)	– Reacciones locales, fiebre baja	– Alergia a levadura
Neumococo (Synflorix)	2, 4, 12 m	Enfermedad invasora por neumococo y OMA por H.influenzae no tipificable (Hint)	Polisacárido conjugado con proteína D de Hint y toxoide diftérico	– 75% para enfermedad invasora	Intramuscular 0,5 ml	– Reacciones locales	– Enfermedad febril severa – Antecedente anafilaxia con dosis previa
Trivírica	1 año, 1° básico	– Sarampión – Rubeola (Rubeola Congénita) – Paperas, meningitis y orquitis urleana	Virus vivo atenuado	– Sarampión: eficacia 95% – Rubeola: Ac 95-98%. Eficacia 90%, durante toda la vida – Parotiditis: Ac 93-98%. Eficacia 95%, durante toda la vida	Subcutánea 0,5 ml	– Reacciones locales – Rash discreto – Fiebre baja, odinofagia, malestar general – Encefalitis raro – Parotiditis unilateral	– Inmunodeficiencia – Embarazadas – Alergia a la proteína de pollo – Alergia a neomicina

Continuación Tabla 5

Vacuna	Edad administración	Enfermedad prevenible	Agente/tipo de vacuna	Eficacia e inmunogenicidad	Dosis / vía de administración	Reacciones adversas	Contraindicaciones
Meningococo	12 m	– Enfermedad meningocócica	Tetravalente conjugada A, C, Y, W_{135}	Inmunogenicidad >90%	Intramuscular 0,5 ml	Locales	– Enfermedad febril severa – Antecedente anafilaxia con dosis previa
Hepatitis A	18 m (Solo en Región de Arica y Parinacota y Tarapacá)	Hepatitis fulminante por Hepatitis A	Inactivada	95-100%	Intramuscular 0,5 ml	Locales	– Enfermedad febril severa
dTpa	1° Básico 8° Básico	– Difteria – Tétanos – Coqueluche	Toxoide difteria y tétanos antígenos purificados de B. Pertussis	– Difteria: Ac 100% con 4 dosis por 5 años, hasta 10a – Tétanos: Ac 100%, por 10 años (hasta 25a) – Coqueluche: eficacia 92%	Intramuscular 0,5 ml	– Reacciones locales: dolor, edema, eritema – Trombocitopenia raro	– Posponer en enfermedad febril grave
Virus Papiloma Humano	4° Básico (niñas) 5° Básico (niñas)	Cancer cervicouterino	Inactivada	73-100% protección de NIE_2, causado por serotipos 16 y 18	0,5 ml intramuscular	Locales	– Enfermedad febril severa
Influenza estacional	– 6-24 meses – > 65 años – Embarazadas > 14 semanas – Personal de salud – Enf. crónicas – Inmunodeprimidos	– Influenza	Inactivada *El tipo de vacuna varía cada año según la recomendación ministerial y según virus circulante	Variable: – < 65 años aprox. 70-91% – > 65 años aprox. 58%	Intramuscular 6-36m: 1 o 2*dosis 0,25 ml 3a-8a: 1 ó 2*dosis 0,5 ml >8a: 1 dosis 0,5 ml * si es primera vez que reciben la vacuna (separadas por 1 mes) Revacunación anual	– Reacciones locales – Cefalea – Mialgias	– Anafilaxia al huevo

Tabla 6. Vacunas no incluidas en el Programa Nacional de Inmunizaciones (Dr. Rodolfo Villena)

Vacuna	Tipo	Dosis / vía de administración	Efectividad	Indicaciones	Efectos adversos	Contraindicaciones	Disponibles en Chile
Hepatitis A	Inactivada	A partir de los 12 meses 2 dosis 0,5 ml IM separadas por 6 -12 meses	95-100%	> 1 año Contactos de caso índice Control de brotes epidémicos en comunidades abiertas o cerradas	Locales	Enfermedad febril severa	▪ Avaxim ® (Sanofi Pasteur) ▪ Epaxal ® (Biosano) ▪ Havrix ® (Glaxo SmithKline) ▪ + VHB: Twinrix ® (Glaxo SmithKline)
Neumococo	Conjugada: 7V, 10V, 13V No conjugada: 23V	▪ Conjugada: < 2 a 4 dosis 0,5 ml IM (2, 4, 6 y 12-15 meses) ▪ No conjugada: > 2 a 1 dosis 0,5 ml IM (se repite cada 3-5 años)	Para enfermedad invasora 7 V: 45% 10 V: 75% 13 V: 90% 23 V: 49-81%	Todas: esplenectomizados, inmunodeprimidos, FQ, DBP, cardiópatas Conjugada: lactantes < 2 años No conjugada: > 65 años	Locales	Enfermedad febril severa 23 V: menor 2 a	▪ Prevenar 7 y 13® (Pfizer) ▪ Pneumo 23 ® (Sanofi Pasteur) ▪ Synflorix ® (Glaxo SmithKline)
Varicela	Viva atenuada	2 dosis 0,5 ml SC ▪ < 12 años: 1 o 2 dosis (1a/ 4-6 a) ▪ > 12 años: 2 dosis (separadas por 4-8 semanas)	85-90% toda enfermedad (92-100% enfermedad severa)	> 1 año Adolescentes, adultos, Inmunocomprometidos (solo VIH CDC I, LLA en remisión), Profilaxis posexposición	Exantema, fiebre, locales	Inmunocomprometidos, embarazadas, enfermedad febril severa	▪ Varicela Biken ® (Sanofi Pasteur) ▪ Varilrix ® (Glaxo SmithKline)
Rotavirus	Viva atenuada	Rotarix: 2 dosis 1 ml VO (6-14 semenas y 14-24 semanas) Rotateq: 3 dosis 2 ml VO (2, 4 y 6 meses)	63-73% global 88-91% contra diarrea severa	Lactantes mayores de 6 semanas (dentro de los primeros 6 meses de vida)	(-)	Enfermedad febril severa, enfermedad gastrointestinal crónica	▪ Rotarix ® (Glaxo SmithKline) ▪ Rotateq® (Sanofi Pasteur)
Virus papiloma humano	Inactivada	2V: 3 dosis 0,5 ml IM (0-1-6 meses) 4V: 3 dosis 0,5 ml IM (0-2-6 meses)	73-100% protección de NIE2, causada por serotipos 16 y 18	2 V: Mujeres > 10 años 4 V: Mujeres 9-26 años	Locales, cefalea, mareos, náuseas, vómitos	Enfermedad febril severa	▪ Cervarix ® (Glaxo SmithKline) 2V ▪ Gardasil ® (Merck) 4V
Virus de la rabia	Cultivo celular	Post exposición: 5 dosis 0,5 ml IM (0-3-7-14-30 días) Preventiva: 3 dosis (0-7-28)	Inmunogenicidad 100%	Posexposición: Mordedura de animales sospechosos o no evaluables Preventiva: Veterinarios, profesionales expuestos a virus de la rabia, viajeros a zonas endémicas	Locales	No tiene	▪ Verorab ® Sanofi Pasteur
Antime Meningocócica	Tetravalente Conjugada: A, C, Y, W_{135}	IM 0 meses - 2 años: 2 dosis (0-3 meses) > 2 años 1 dosis	Inmunogenicidad 97%	Brote epidémico y viajes por zonas endémicas	Locales	Enfermedad febril severa	▪ Menactra ▪ Menveo

Odontopediatría

DRA. MUSCHI SZIGETHI

Introducción

Los problemas de salud oral constituyen un grupo de patologías frecuentes en nuestra población. Las patologías orales de mayor prevalencia en nuestro país son la caries dental, enfermedades gingivales y periodontales. Se estima una prevalencia nacional de caries dental en niños de 6 a 8 años de un 84% cifra importante si se considera que se trata de una patología prevenible y que puede provocar secuelas.

Anatomía y desarrollo de la boca y los dientes

Los dientes inician su desarrollo en la vida fetal, por lo cual es importante una buena nutrición y cuidado de la higiene dental de la embarazada.

Cada diente tiene cuatro partes: el *esmalte,* que constituye la capa externa del diente y recubre a la dentina; la *dentina,* que forma la capa interna del diente, es un tejido amarillento y la que le da su color a los dientes; la *pulpa,* que es la zona que contiene al nervio y el *canal radicular,* que es la parte que fija el diente a los maxilares.

La erupción del primer diente generalmente ocurre a los 6 meses, considerándose normal entre los 3 a 16 meses. Los dientes temporales aparecen en pares, en forma alternada, dos inferiores y luego los dos superiores, observando la siguiente secuencia:

- 6 a 9 meses: incisivos centrales.
- 7 a 12 meses: incisivos laterales.
- 12 a 18 meses: primeros molares.
- 16 a 20 meses: caninos.
- 18 a 30 meses: segundos molares.

La erupción dentaria generalmente es más precoz en las niñas y normalmente sale un diente por mes.

La dentadura temporal cumple varias funciones: adquisición progresiva de habilidades masticatorias, mantenimiento del espacio y estimulación del desarrollo maxilar para contener la fórmula dentaria definitiva, apoyo para labios y mejillas en el cierre bucal y expresión facial, y ser un referente para la lengua en la masticación, deglución y fonación.

Entre los 2 años y medio y los 3 años se completa la dentadura temporal, que se mantiene estable hasta los 5 años y medio a 6 años, cuando empieza el recambio dentario. En este periodo, que dura alrededor de 6 años, los 20 dientes temporales se reemplazan por los definitivos siguiendo la misma secuencia de la erupción dentaria. Junto con esto aparecen 12 molares que no tienen antecedentes en la dentadura temporal. Así, la fórmula dentaria definitiva consta de 32 piezas.

Caries dental

La caries dental es una enfermedad infectocontagiosa que resulta de una interacción entre la flora oral y los carbohidratos de la dieta que se depositan en la superficie dental. Para adherirse a la estructura dental la flora oral utiliza los azúcares de la dieta creando una película adherente llamada *placa dental.*

Al consumir carbohidratos estos se fermentan produciendo ácidos que reducen el pH de la placa dental hasta producir desmineralización del esmalte. La lesión cariogénica inicial se ve como una mancha blanca-opaca en el esmalte, la que, al no ser tratada a tiempo, es seguida de cavitaciones en los dientes, producto de la desmineralización progresiva. Estas cavitaciones permiten la invasión de gérmenes cariogénicos en la dentina y luego en la pulpa, que llevan finalmente a la necrosis pulpar. Dentro de los gérmenes que forman parte de la flora oral, el *Streptococcus mutans* es considerado el más cariogénico. Este germen puede ser adquirido por intercambio directo o indirecto de saliva, como por ejemplo al compartir cubiertos, besar al niño en la boca, probar la temperatura de la mamadera con la boca, "lavar" el chupete, entre otras. La boca del niño es colonizada generalmente por microorganismos provenientes de las personas más próximas. Esta colonización se produce entre los 19 a 31 meses, y el grado de infección dependerá de varios factores, entre los que se encuentran el grado de infección de los cuidadores, la frecuencia de contacto con el niño, la dieta y el estado inmunológico del niño.

Para el manejo y tratamiento de la caries dental se requiere la participación de un odontólogo; sin embargo, los otros profesionales de la salud en los controles sanos pueden efectuar diversas acciones destinadas a la prevención de esta patología.

Estrategias preventivas de caries dental

- Incentivar la lactancia materna exclusiva.
- Luego de amamantar, limpiar la boca del niño con una gasa o pañal humedecido. Se debe frotar alrededor de las encías sin olvidar la lengua.
- Limitar el consumo de alimentos azucarados entre las comidas.
- Desincentivar el consumo de bebidas carbonatadas.
- Desincentivar que el niño se duerma bebiendo leche.
- Incentivar el consumo de frutas.
- No untar los chupetes en azúcar o miel.
- El chupete, tanto de entretención como de mamadera, no debe ser chupado por un adulto u otros niños.
- Retirar el chupete de la boca después que el niño se duerma.
- Cuando erupciona el primer diente, este debe ser cepillado con un cepillo suave y pequeño, sin pasta dental.
- Luego del año de edad, debe suspenderse al niño la mamadera nocturna. Si no se logra, debe insistirse en el aseo de los dientes luego de tomar esta mamadera.
- A los 2 años, debe eliminarse al niño el uso de mamadera e iniciarse el uso de taza o vaso.
- Cuando erupcionan los segundos molares, se debe dar la comida picada.
- Entre los 2 y 3 años se debe suprimir el chupete de entretención, para evitar alteraciones en las estructuras craneofaciales.
- Evitar colaciones cariogénicas (golosinas y postres envasados) durante la jornada en jardines infantiles y escuelas.
- A los 2 años se puede incorporar el uso de pasta dental infantil (400-500 ppm de flúor) del tamaño de una arveja, con un cepillo de dientes suave y pequeño. El cepillado debe ser supervisado por un adulto.
- A los 6 años los niños pueden usar pasta de dientes fluorada con 1000 a 1500 ppm de flúor, en pequeñas cantidades.
- Los niños que hayan completado la erupción de su dentadura definitiva deben incorporar a su hábito de higiene oral el uso de seda dental.

En Chile se realizan en forma rutinaria controles odontológicos en el niño sano a los 2 y 4 años de edad. Además, a partir del año 2005 el GES garantiza una atención odontológica integral del niño a los 6 años, la cual es realizada por el odontólogo de atención primaria u odontopediatra.

En suma, la labor del equipo de atención primaria en lo que a salud oral se refiere, consiste en efectuar una evaluación periódica bucodental del niño en los controles sanos, para reconocer y derivar precozmente al odontólogo en caso de pesquisarse patologías, y fomentar hábitos de prevención y autocuidado. Así, con las medidas antes vistas se podría lograr una mejor salud oral en la población.

Figura 3: Erupción de dentadura transitoria

Dientes de Leche

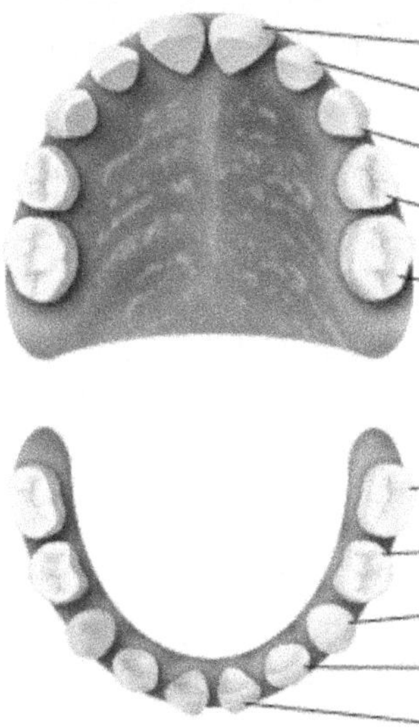

Dientes de arriba	Edad en que salen los dientes (en meses)	Edad en que se caen los dientes (en años)
Incisivo Central	9.6	7.0
Incisivo Lateral	12.4	8.0
Colmillo (Cúspide)	18.3	11.0
Primer Molar Primario	15.7	10.0
Segundo Molar Primario	26.2	10.5

Dientes de abajo	Edad en que salen los dientes (en meses)	Edad en que se caen los dientes (en años)
Segundo Molar Primario	26.0	11.0
Primer Molar Primario	15.1	10.0
Colmillo (Cúspide)	18.2	9.5
Incisivo Lateral	11.5	7.0
Incisivo Central	7.8	6.0

Figura 4: Erupción de dentadura definitiva

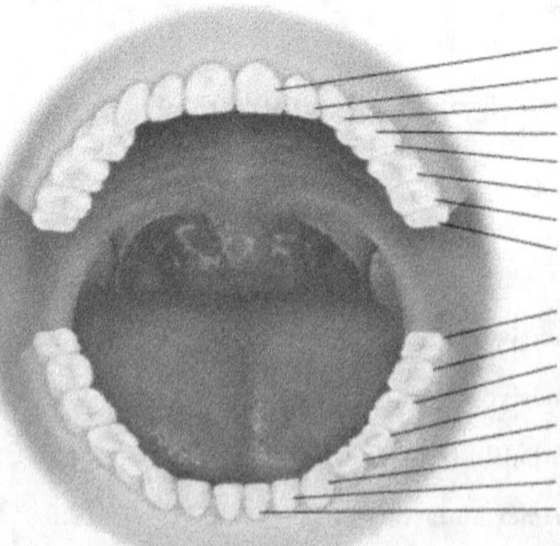

Evaluación oftalmológica en el niño

DRA. MARÍA JOSÉ PÉREZ

El sistema visual del niño es inmaduro, y para completar su desarrollo requiere de señales equivalentes desde ambos ojos hacia los centros cerebrales de la visión. Este proceso de maduración se completa alrededor de los 8 a 9 años de edad, y cualquier condición que impida la percepción de imágenes nítidas afectará el desarrollo visual. Es por esto que se debe realizar un examen oftalmológico rutinario como parte del control de salud y así detectar y derivar precozmente patologías oftalmológicas capaces de generar secuelas visuales.

Los niños con alto riesgo de problemas de visión deben ser referidos a un oftalmólogo con experiencia en niños para una evaluación. Antecedentes familiares de catarata congénita o retinoblastoma, enfermedades metabólicas o genéticas, enfermedades sistémicas, anormalidades visuales u oculares son de alto riesgo en los niños prematuros menores de 32 semanas de gestación o menores de 1.500 gr de peso.

El examen oftalmológico se realiza desde el primer control y consiste en: historia ocular, inspección externa de los ojos y párpados, evaluación del movimiento ocular, examen de la pupila y examen del rojo pupilar. En niños mayores de 3 años, además, se agrega la medición de la agudeza visual (con diferentes cartillas de optotipos según la edad de los niños) y se recomienda intentar una oftalmoscopía para evaluar fondo de ojo.

Examen pupilar: debe buscarse el reflejo pupilar en el recién nacido, ya que es el único indicio de la capacidad visual a esta edad. Aunque no garantiza que el niño puede ver, sugiere indemnidad hasta el núcleo geniculado lateral (no descarta ceguera cortical).

Rojo pupilar: se realiza observando ambos ojos simultáneamente a través de un oftalmoscopio directo, a una distancia de 40-50 cm. Se debe verificar la simetría del rojo pupilar y su intensidad. El rojo pupilar se altera por pérdida de la transparencia normal de los medios oculares: leucoma corneal, catarata congénita, hemorragia vítrea, tumor intraocular como retinoblastoma.

Alineamiento ocular: se alcanza en general al primer mes, una vez desarrollado el reflejo de fijación. Sin embargo, es común y normal que en los primeros meses de vida se produzcan desviaciones transitorias y variables de la mirada. Es patológico que persistan estas desviaciones después de los 6 meses o que existan desviaciones permanentes, francas aun antes de ese plazo; en este caso el niño debe ser derivado inmediatamente. Se evalúa mediante el Test de Hirschberg, el que permite descartar estrabismo. Este se realiza observando el reflejo de la luz en la córnea al iluminar frontalmente los ojos con una linterna. El reflejo cae normalmente en el centro de la pupila, y la excentricidad de este reflejo en un ojo indica desviación de este. Si cae hacia temporal del centro de la pupila indica endotropía, y hacia nasal, exotropía. Además permite identificar los llamados "pseudoestrabismos", es decir, características del ojo que simulan un estrabismo pero no lo son, por ejemplo epicanto (pliegue palpebral vertical en ángulo nasal del ojo) o un telecanto (distancia aumentada entre los ángulos internos de ambas hendiduras palpebrales).

Agudeza visual: Debido a que los niños habitualmente no se quejan de dificultades visuales, la medición de agudeza visual como *screening* es una parte importante del cuidado de la visión y debería empezar a los 3 años de edad. Es recomendable realizar una evaluación visual a los tres años e idealmente continuar haciéndolo 1 vez al año. Si existen sospechas de alguna anormalidad, debe ser derivado a un oftalmólogo con experiencia en niños.

El niño debe estar cómodo durante el test, y lo ideal es que se realice antes un ensayo con la ayuda de los padres. Los niños que usan lentes deben ser evaluados con ellos. El ojo que no está siendo evaluado debe estar ocluido.

0-3 años: En los menores de 3 años o en cualquier niño que no hable o se comunique con pocas palabras, la forma de evaluar la agudeza visual es a través de la fijación y seguimiento de objetos con la mirada. La evaluación debe ser realizada primero con visión binocular y luego monocular. La falla durante este proceso indica un importante defecto visual. Debemos asegurarnos de que el menor esté alerta y atento, porque si está distraído o con pobre cooperación puede llevar a pensar que tiene un test alterado.

Mayores de 3 años: Existen varios test disponibles para medir la agudeza visual, dependiendo de la edad del niño.

En niños de hasta 4 años se utiliza la cartilla LEA, donde hay 4 dibujos (casa, manzana, cuadrado y círculo) las cuales se muestran a una distancia de 3 metros.

Figura 5. Cartillas de optotipos

Test de Snellen

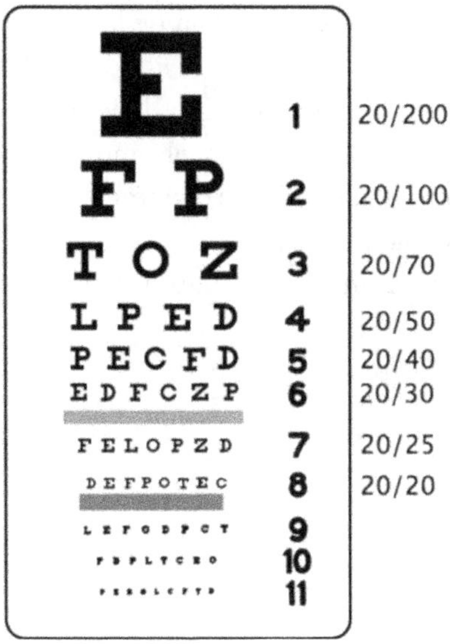

Test HOTV

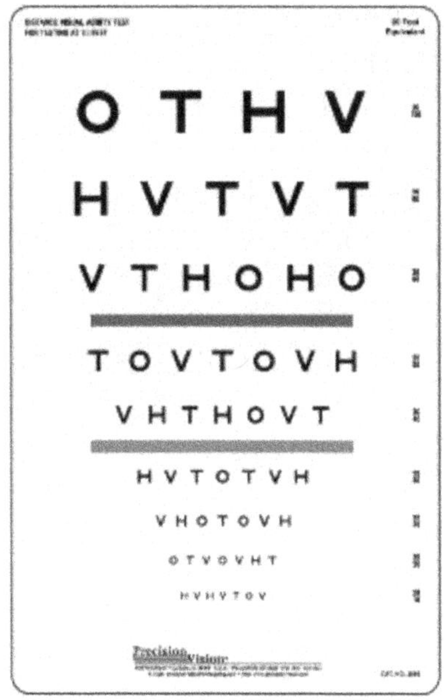

E en línea

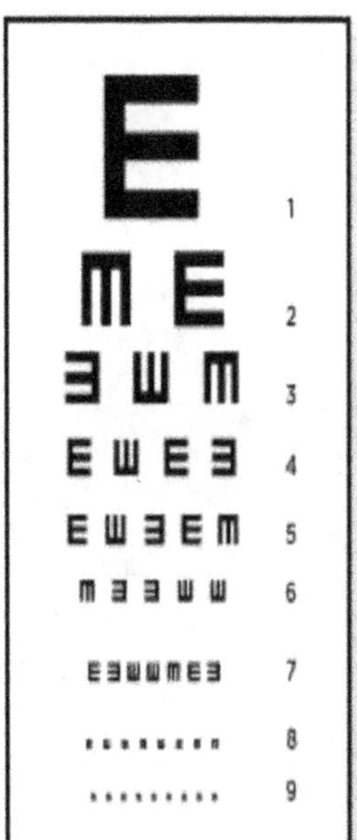

Símbolos LEA

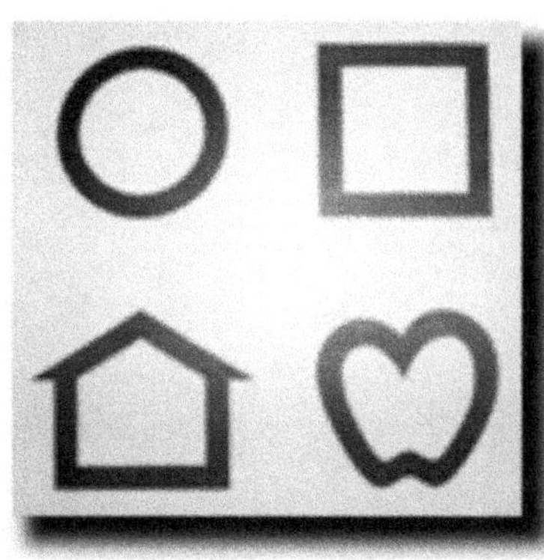

En niños mayores de 4 años se utilizan las cartillas HOTV, E en línea y el Test de Snellen. La primera tiene las letras H, O, T y V. El médico se ubica a 6 metros y le muestra al niño las letras desde las mayores a las más pequeñas.

En la E en línea se le pide al niño que indique la dirección de las puntas de la E.

En el Test de Snellen, a una distancia de 5 metros el niño debe indicar las letras que le muestra el médico. Para aprobar una línea el niño deberá identificar por lo menos 4 de los seis símbolos en la línea correctamente.

Es necesario derivar a un niño en los siguientes casos:

1. Si tiene menos de 4 años y se equivoca en una letra o figura de la línea 20/40.
2. Si tiene más de 4 años y se equivoca en una letra o figura de la línea 20/30.
3. Si tiene más de 4 años y una diferencia de 20 o más líneas entre ambos ojos.

Prevención de accidentes

DRA. PAULA GUZMÁN

Desde el nacimiento hasta los 6 meses

Accidentes de tránsito

La mayoría de los daños producidos en los niños producto de un accidente en automóvil pueden ser prevenidos utilizando una silla de seguridad. Idealmente hay que utilizarla desde la primera salida del recién nacido desde el hospital hacia su hogar.

¿Qué tipo de silla de auto comprar? La primera silla recomendada es la que se usa para menores de un año, la cual se utiliza desde el periodo de recién nacido hasta los 6 a 10 kilos, dependiendo del fabricante. El niño se fija a la silla mediante un arnés, y la silla al auto por medio del cinturón de seguridad. Algunas tienen una base separable que permite retirar e instalar la silla en forma más rápida.

¿Dónde instalar la silla? El asiento trasero es el más apropiado y seguro para los niños, por lo cual se recomienda usar la silla en ese lugar y siempre mirando hacia atrás. Nunca colocar la silla en el asiento del copiloto si el auto tiene *air bag*.

Caídas

Poco después de su nacimiento el lactante puede moverse impulsado por sus pies, y más tarde adquiere la capacidad de darse vuelta, por lo que nunca hay que dejarlo solo en lugares de altura (mudadores, camas, sillones, mesas, etc.).

Se recomienda no utilizar andadores, ya que estos son muy peligrosos y pueden ocasionar graves lesiones, como trauma encefalocraneano.

Quemaduras

Se debe prevenir la ingesta de alimentos o líquidos calientes con el niño en brazos, y también se aconseja probar la temperatura del agua de la bañera antes de colocar al lactante.

Se recomienda no exponerlo al sol; su piel es muy delicada y no está apta para exponerse a la radiación ultravioleta (UV).

Asfixia

Los lactantes exploran su medio ambiente mediante la introducción de cualquier objeto a su boca, por lo cual no se debe dejar a su alcance objetos pequeños (monedas, juguetes, pilas de reloj, etc.). Los juguetes a utilizar en esta etapa, aparte de no ser tóxicos, deben ser más grandes que la boca del niño, para evitar accidentes.

Por otro lado, para prevenir el *Síndrome de Muerte Súbita*, el lactante debe dormir en decúbito dorsal, nunca en decúbito ventral. Se recomienda que el niño duerma solo y en su cuna desde el primer día de vida, sobre un colchón firme y siempre con su cara descubierta. Jamás hacerlo dormir sobre una superficie blanda (almohada, plumón, etc.). Debe dormir en la pieza de sus padres por lo menos durante los primeros 3 meses de vida.

Intoxicaciones

Existen diferentes combustibles utilizados para calefaccionar un hogar, dentro de los cuales contamos con algunos bastantes seguros, como son la calefacción central y la basada en electricidad. Si por razones económicas no podemos contar con este tipo de calefacción, debemos extremar las medidas para prevenir accidentes. Es así como las estufas a parafina se deben encender y apagar fuera de la casa, además de evitar su contacto con los niños por el riesgo de quemaduras. Por otra parte, si bien las estufas a gas son menos peligrosas en este sentido, debemos evitar tenerlas encendidas durante la noche y en ambientes muy cerrados.

Cabe destacar que todos los artefactos, independiente del tipo de combustible que utilicen, deben tener mantención permanente para que funcionen en óptimas condiciones.

Además se debe recomendar la instalación de calefones fuera de la casa y nunca en ambientes cerrados.

Desde los 6 hasta los 12 meses

Accidentes de tránsito

Utilizar siempre la silla de auto mirando hacia atrás, hasta que el lactante pese más de 10 kilos y tenga más de un año; entonces recién se puede colocar mirando hacia adelante. Además, si ya cumplió el peso límite especificado por el fabricante de la primera silla, se debe cambiar por otra más grande. Existen varios tipos en el mercado, siendo la más segura la que contiene un arnés de 5 puntas.

Recomendar a los padres que cuando se suban al auto siempre lo hagan recorriéndolo por detrás, para evitar atropellos al retroceder.

Caídas

Debido a la adquisición de nuevas habilidades motoras, se recomienda instalar rejas en la parte superior e inferior de las escaleras, y mallas protectoras en todas las ventanas que se encuentren sobre el primer piso. Además, recordar no dejar solo al niño en lugares altos y no utilizar andadores.

Quemaduras

En esta etapa y especialmente cuando el lactante gatea o camina, la cocina se convierte en un lugar muy inseguro, en donde puede sufrir graves quemaduras. Idealmente se debe evitar que entre a ella y minimizar los riesgos con los hervidores, cocina, plancha, etc. Además, no beber líquidos o comidas calientes con el niño en brazos y no dejar estos elementos a su alcance.

Por otro lado, dada su creciente capacidad de exploración del mundo que lo rodea, los enchufes representan una zona de alto riesgo. Las quemaduras eléctricas se pueden prevenir instalando un interruptor diferencial o, en su defecto, proteger los enchufes con dispositivos especialmente diseñados para este fin. Además no se debe dejar alargadores a su alcance.

También se deben prevenir las quemaduras solares, evitando la exposición en horas peak (entre las 11:00 y 15:00 hrs.), utilizando ropa, gorros y factor 30, veinte minutos antes de la exposición y cada 2 horas si no ha estado en contacto con el agua. Si el niño se baña, se debe volver a aplicar con posterioridad al contacto con agua.

Asfixia

A la mayoría de los niños les encanta jugar con agua, por lo cual siempre deben estar bajo la supervisión de un adulto en lugares como piscinas, playa, tina de baño, etc. Además, es necesario instalar rejas alrededor de la piscina, las cuales deben medir por lo menos 1,5 metro de alto. Se recomienda el uso de chaleco salvavidas, que es el único elemento de seguridad personal que está probado.

Acordarse de que los niños pequeños exploran su medio ambiente mediante la introducción de objetos a la boca, por lo cual no se deben dejar a su alcance juguetes u objetos pequeños. Además, toda la comida que recibe debe estar molida; por tanto, se recomienda no dar pedazos de comida con los que se pueda atragantar (maní, nueces, uvas, palomitas de maíz, dulces, etc.)

Intoxicaciones

Guardar todos los artículos de limpieza y medicamentos fuera del alcance de los niños. Tener a mano el teléfono del CITUC (Centro de Información toxicológica Universidad Católica 02-26353800).

Desde el año hasta los 4 años de edad

Accidentes de tránsito

Siempre utilizar la silla de auto y recordar que el lugar más seguro para los niños es el asiento trasero. Además, durante esta etapa ya no solo se debe prevenir las lesiones dentro del auto sino también evitar que los niños sean atropellados. Para ello, evitar que jueguen solos en la calle, o que anden en triciclo o bicicleta sin la supervisión de un adulto. También se aconseja la educación y comportamiento como peatones, enseñando la señalética del tránsito y, lo más importante, predicando con el ejemplo.

Recordar siempre caminar por detrás del auto antes de subirse a él, para así garantizar que los niños no se encuentren jugando detrás del vehículo.

Caídas

Recordar que debido a su creciente actividad motora los niños están expuestos a mayores accidentes. Siempre mantener cerradas las rejas instaladas en las escaleras y evitar que jueguen en lugares potencialmente peligrosos.

Quemaduras

Evitar que los niños entren a la cocina. Los accidentes más graves ocurren dentro de ella, ya sea porque se paran arriba de la tapa del horno, agarran sartenes por el mango o porque tiran el cable del hervidor eléctrico o de la plancha.

Mantener las precauciones en relación con las quemaduras eléctricas y solares.

Asfixia

Recordar la instalación de rejas alrededor de la piscina y mantener la puerta cerrada con llave. Nunca dejar a los niños cerca de una fuente de agua sin la supervisión de un adulto.

Además, mantener las recomendaciones relacionadas con objetos o comidas pequeñas, con las que se pueda atragantar.

Intoxicaciones

Durante esta etapa los niños son más inquietos y pueden alcanzar múltiples objetos peligrosos. No dejar a su alcance medicamentos, artículos de limpieza o cualquier otro producto tóxico. Tener a mano el teléfono del CITUC (02-26353800).

Desde los 4 años en adelante

Accidentes de tránsito

Recomendar el uso de silla de auto hasta que el escolar tenga un peso y talla que permitan el uso correcto del cinturón de seguridad, lo cual se logra cuando este pase justo por encima de las caderas y a través del hombro; en promedio hasta los 8 años de edad. En general, a partir de los 4 años ya pueden utilizar una butaca, a la cual se adapta el cinturón del auto. A este dispositivo se le puede sacar el respaldo para ser utilizado solo como alzador entre los 6 y 8 años. Con posterioridad a esta edad, siempre aconsejar el uso del cinturón de seguridad y, además, recordar que el lugar más seguro del auto, independiente de la edad del niño, es el asiento trasero.

Recordar la enseñanza de las reglas del tránsito.

Caídas

Los niños siempre deben utilizar un casco apropiado para su edad cuando anden en bicicleta. Aconsejar que se compre el casco al mismo tiempo que la bicicleta.

Figura 6. Sillas de auto recomendadas

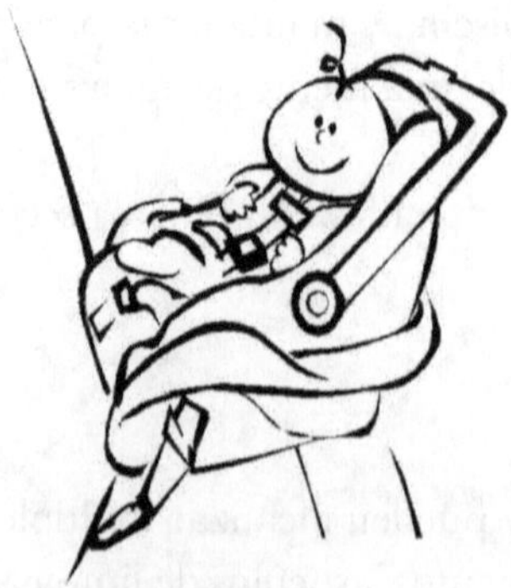

Silla para recién nacidos y lactantes. Se debe utilizar en el asiento trasero, mirando hacia atrás. El límite de edad y peso dependen de la marca.

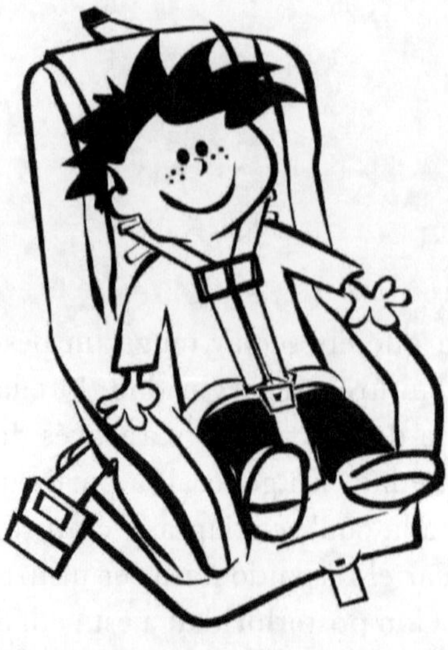

Silla con cinturón de cinco puntas para niños de entre 8 meses y 4 años. El límite de edad y peso depende de la marca.

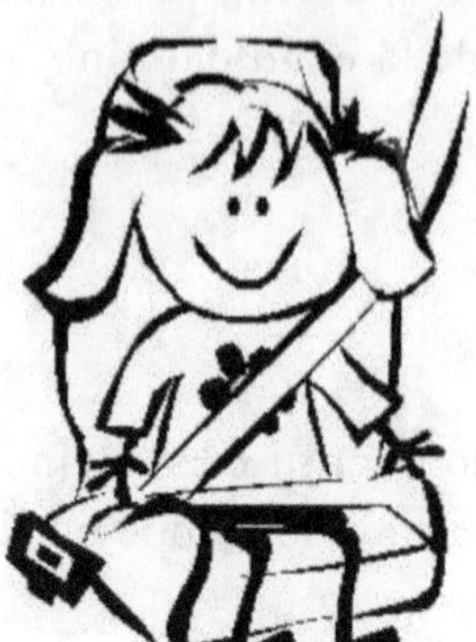

Silla tipo *booster*. No tiene cinturón incorporado, pues se utiliza el del auto. A partir de los 4 y hasta los 8 años. Desde los 6 años puede utilizarse como alzador, retirando el respaldo.

Quemaduras

Se deben mantener las precauciones en relación con las quemaduras solares y, además, enseñarles a que no jueguen con fósforos ni con elementos inflamables.

Asfixia

Debido a las habilidades motoras adquiridas se recomienda que a partir de los 4 años los niños aprendan a nadar. Aún así, si el niño ya lo hace con destreza, siempre mantenerlo bajo la estricta vigilancia de un adulto.

Además, aconsejar el uso de chaleco salvavidas cada vez que se suba a una embarcación, independiente de si sabe o no nadar.

Intoxicaciones

No dejar a su alcance medicamentos, artículos de limpieza o cualquier otro producto tóxico. Tener a mano el teléfono del CITUC (02-26353800).

Maltrato infantil

DR. MIGUEL GUZMÁN

A diario se observa la dispersión de ideas, conceptos y conductas en torno a un niño maltratado que tienen los profesionales médicos y no médicos que deben atenderlo en los distintos niveles. ¿Cuál es el mejor proceder? ¿Qué debo hacer primero? ¿Existe una forma para hacer las cosas?

Si a esto se suma la judicialización del maltrato infantil, guiada por la política de Estado que rige en la actualidad, se llega invariablemente a pensar en que al final todo terminará en un juicio, lo que desmotiva el buen proceder, el diagnóstico se va perdiendo y diluyendo en una serie de acciones poco claras y equívocas, que tienden a configurar pruebas para un delito, lo que crea en el profesional incertidumbre de que su primera obligación es denunciar y luego buscar pruebas.

En este capítulo se intenta dar una definición del problema, una idea de un mejor proceder, que clarifique lo que debemos hacer en atención primaria y en otros niveles, sin perder nuestra relación con otros actores, generando la necesidad de crear equipos integrados, multidisciplinarios, que se hagan cargo del niño que sufre maltrato, que tiendan a proteger, a reparar el daño en forma eficiente y a prevenir un nuevo episodio.

Definición

Según el MINSAL, niño maltratado es aquel que es *víctima* de violencia física, psicológica, negligencia (ausencia intencional de cuidados) o abuso sexual, de parte de sus padres, otros adultos de la familia o cuidadores. En esta definición se usa el término víctima, con lo cual se puede entender que hay un victimario, un agresor de características delictuales. Esta definición es poco operacional para abordar un problema de salud, tiene un carácter más bien judicial, pone el énfasis en un derecho vulnerado.

Una definición que viene a centrar nuestro actuar y que da luces de la causa es *interacción o carencia de interacción entre el niño y sus cuidadores, por lo cual se produce un daño no accidental en el estado físico y desarrollo del niño*. Aquí se incorpora un concepto: la interacción o la carencia de ella, lo que es en esencia el centro del problema: *la interacción violenta de los adultos con los niños.*

Basado en lo anterior, se encuentran dos formas de maltrato:

Activo

1. Abuso físico: lesión inferida al menor por un cuidador por cualquier motivo, incluyendo lesión resultante de la reacción del cuidador ante una conducta indeseable. (Children's Hospital, Columbus, Ohio). Acto que genera una significativa *lesión física no accidental* o el riesgo de este tipo de lesión. *Incluye el Síndrome del niño sacudido.*
2. Abuso sexual: toda participación de un niño o un adolescente en actividades sexuales que no estén en condiciones de comprender, que son inapropiadas para su edad y para su desarrollo psicosexual, forzada, con violencia o seducción, o que transgrede los tabúes sociales (MINSAL).

   Contacto o interacciones entre un niño y un adulto, cuando el primero se utiliza para estimulación sexual del segundo o de otra persona (National Center and Neglect, EE.UU.).
3. Abuso psicológico: acción ejecutada desde una posición de poder frente al niño, con la intención de producirle daño psicológico, desvalorizar y reducir la autoestima y la confianza personal del niño.

Pasivo

4. Abandono o negligencia: es la falta de cumplimiento de las necesidades básicas de un niño: alimentación, vestimenta, atención médica, educación, protección de los peligros del medio, apoyo, afecto, estímulo positivo y alojamiento adecuados, *estando los adultos responsables en condiciones de dárselas* (University of Maryland School of Medicine, Baltimore. EE.UU.).
5. Síndrome de Munchausen o Maltrato por poderes: forma de maltrato infantil en la cual uno de los padres induce en el niño síntomas de una enfermedad sea esta real o aparente, con la intención de buscar atención médica.

Magnitud del problema

En nuestro medio y en muchos otros las cifras realmente son poco precisas y no hay registro ni estudios serios al respecto que nos develen cifras para cuantificar el problema. Existen métodos aplicados de no muy buena manera que algo nos ilustran.

En 1994 una encuesta de la UNICEF en 533 escolares de 8° básico, demostró que el 63% refiere sufrir violencia física y el 10% haber sido golpeado hasta sangrar.

En 1999 UNICEF publica 80 mil muertes violentas por maltrato.

En 2003 se estima que 906.000 niños serán víctimas de abuso o negligencia, representando una incidencia de un 12,4 por 1.000 niños en Estados Unidos con unas 1.500 muertes.

En un estudio del año 2006, en Chile, UNICEF informa de un 75% de niños encuestados que refieren haber sido sometidos a algún tipo de violencia.

Etiopatogenia: hacia la comprensión de un problema

El problema que debemos abordar al analizar el maltrato infantil es una interacción o carencia de ella, por lo que los factores que llevan a su aparición incluyen no tan solo a los padres y a su hijo, sino también a la sociedad donde la familia se desarrolla; por lo tanto es un problema multifactorial. El *maltrato* es la expresión de una disfunción en la relación padres-hijos; dicha relación está influida por el medio familiar, que a su vez está inmerso en un medio sociocultural.

Niño

No hay una clara diferencia por sexo, se sabe que es más frecuente el maltrato en niños que en niñas.

El grupo donde más se concentra el maltrato en algunas series clínicas es el de los menores de 2 años.

Los niños con hiperactividad pueden ser blanco fácil de la agresión de un padre, sin embargo lo que sucede la mayor parte de las veces es que el menor hiperactivo lo es por maltrato.

Existe también una relación que muestra a niños con algún retardo o que portan alguna enfermedad crónica y que tienen más riesgo de maltrato infantil.

Padres

El 94-97% de las veces el maltrato es intradomiciliario, siendo uno o ambos padres los que maltratan al niño. La mayor parte de las veces estos padres tienen el antecedente de abandono infantil, pero no de psicopatías. La mayoría son padres comunes y corrientes que se ven en un momento de su vida sobrepasados, y presentan esta interacción. Esto no los exime de responsabilidad, pero tampoco se debe ignorar que viven una situación para la cual no están preparados. Son padres que no saben manejar situaciones difíciles, que pierden el control y que actúan en forma impulsiva.

El problema se vuelve más complejo al advertir en algunas series clínicas que un mayor porcentaje de mujeres maltrata a sus hijos; 60% de los niños maltratados lo fueron por sus madres. En una primera aproximación esto se explicaría por ser la madre la encargada de cuidar a los niños en la mayoría de los casos, pero también es posible que sea ella quien más reconoce producir esta situación.

Aquellas mujeres sin pareja estable, con bajo nivel de instrucción y con la responsabilidad de cuidar a varios niños pequeños, tienen mayor riesgo de cometer maltrato infantil.

El apego o vínculo entre padres e hijos debe ser sano; si este se altera, se pone en riesgo de maltrato al niño. Además si se considera la falta de herramientas eficaces para la crianza, padres que no reconocen sus límites y falta de competencia para solucionar los problemas con los hijos, se generan más situaciones de riesgo.

Se debe insistir que en el maltrato infantil es muy poco frecuente el concepto de padre delincuente que quiso dañar intencionalmente al niño.

Sociedad

El medio donde se desarrollan el menor y su familia contribuye a que exista maltrato, ya que favorece en ciertas circunstancias la presencia de negligencia, por ejemplo, en familias de extrema pobreza.

Una situación social vulnerable, padres en extrema pobreza o sin trabajo que viven hacinados, o sin posibilidades económicas, tienen más riesgo de maltratar por negligencia. Se cree que el maltrato es más frecuente en estos estratos; sin embargo, sabemos que el problema es transversal y cruza a todos los niveles sociales, y es tal vez el maltrato psicológico el más frecuente a nivel medio y alto.

Existe un patrón cultural de lo aceptable en cuanto a la crianza, a la forma que se le entrega hábitos por parte de los padres; por ejemplo la aceptación del uso de la violencia física para el aprendizaje o la violencia psicológica de descalificación para estimular al niño a que se supere.

El psiquiatra Jorge Barudy reconoce que la globalización y el modelo neoliberal hace que la sociedad tenga al ser humano sometido por el dinero, y que los niños son un consumidor más, lo que conlleva una destrucción del tejido familiar, violencia intrafamiliar con lo cual el niño queda expuesto a maltrato infantil, es decir, a vivir situaciones de violencia; se fomenta por lo tanto la interacción violenta.

Hay una situación de estrés familiar por alcanzar algún éxito económico, lo cual provoca competencia con otras familias, se pierde el tejido social (vida de barrio), hay aislamiento familiar, y esto condiciona la situación de violencia intrafamiliar.

En un estudio realizado en España en 1997, al analizar las variables sociales se encontró que en familias monoparentales el apoyo social tiene un papel protector para que no ocurra maltrato infantil, y que en familias biparentales el factor asociado con más fuerza a maltrato son las dificultades económicas.

Cómo se presenta el maltrato ante nosotros

El problema se presenta en un servicio de urgencia cuando es traído un niño a constatar lesiones; en un control sano, cuando la madre zamarrea a un niño ante nosotros, o vemos un niño con enuresis, o evaluamos al escolar por un trastorno de déficit atencional, etc. Es decir, el diagnóstico no se debe buscar con lesiones evidentes sino que es más bien nuestra tarea diaria en los controles sanos, en las consultas por morbilidad, en una evaluación cualquiera donde debemos pensar que el maltrato puede explicar que este niño esté así. Debemos pensar en una interacción violenta o en una falta de interacción como causa de por qué vemos al niño así. Ahí vamos entendiendo el problema, no cuando llegamos al nivel de resonancia televisiva o radial del niño brutalmente golpeado que sobrevive en una UCI.

Basta a veces en un control sano de cualquier edad preguntar cómo están las cosas en la casa con el padre del niño, con la madre, cuáles son las dificultades que se tienen con el niño y saldrá el relato de la madre o el padre que son violentos con su hijo. A veces el niño cuenta espontáneamente situaciones de maltrato al ser requerido por el médico por un problema de rendimiento escolar, o trastorno ansioso, o un intento suicida. Un niño con enfermedad crónica y su familia son un terreno fácil donde se instalará la interacción violenta, debido a las características de la enfermedad crónica y a las necesidades especiales que estos niños demandan de sus padres.

Es importante destacar dos ideas que son trascendentales:

Primero: el relato del niño es creíble de principio a fin especialmente si es espontáneo y no se induce con preguntas. Dejar que un niño relate lo sucedido, dándole tiempo y registrándolo es muy importante para el diagnóstico clínico y eventualmente ayuda en el proceso judicial si nos requieren algún informe.

Segundo: ganarse la confianza de los padres, citándolos para entrevistarlos por ejemplo, explicándoles claramente nuestra labor y objetivo. Estamos para enfrentar un problema de salud no un problema judicial; somos médicos, profesionales de la salud, parte de un equipo multidisciplinario que quiere ayudar en la solución del problema que ellos tienen con el niño, hacerles ver el problema e intentar llegar a la causa.

Tipos de lesiones que más se relacionan con niños maltratados

- Lesiones traumáticas múltiples, sin explicación o que esta no es coherente con el tipo de lesión constatada en relación con la edad del paciente, grado de desarrollo motor, zona afectada. *Ej. Fractura espiroidea de tibia en lactante que aún no deambula.*
- Historia de accidentes frecuentes en un menor de un año.
- Intento de suicidio.
- Trastornos conductuales.
- Depresión.
- Intoxicaciones recurrentes por tóxicos desconocidos.
- Hematoma subdural, hemorragia retiniana, fracturas costales, fractura de cráneo (lactante menor de un año).
- Mordeduras, quemaduras bien delimitadas en una misma fase de evolución o infectadas, alopecia irregular.
- La lesión más frecuente encontrada en los niños maltratados es la cutánea, hematoma o equimosis.

Manejo

Ante un escenario ideal

Por lo expuesto, cuando un médico integral/familiar o enfermera o matrona advierte la situación de maltrato su primer deber es proteger al niño y eso se consigue exponiendo la situación ante un *equipo multidisciplinario,* en un nivel de atención no secundario sino intermedio que siga y cite al niño y familia para un tratamiento que permita intervenciones eficaces y seguimientos a largo plazo. Si se configura el diagnóstico de maltrato, es este nivel de atención el que lo debe denunciar, periciar y elaborar informes hacia los tribunales, sin permitir la revictimizacion del menor con duplicidad de tratamientos y nuevos relatos del menor, esta vez en tribunales.

Estos equipos se constituyen a petición de los propios profesionales de atención primaria y deben tener al menos un médico pediatra o psiquiatra infantil, psicólogo infantil, asistente social, terapeuta ocupacional.

Aun en la actualidad debemos evitar la judicialización, y denunciar solo si hay una convicción clara de que ocurrió maltrato. No perder el caso y dejarlo en manos de tribunales, haciendo un seguimiento a largo plazo.

Ante un escenario real

Afianzar un equipo mínimo de trabajo con médico, psicólogo/a, asistente social, que analicen los casos sospechosos y juntos decidan el camino a seguir. Mantener la colaboración con los tribunales, limitando su incursión y decisión en áreas que son clínicas.

En ambas situaciones la terapia de reparación es a largo plazo y la resolución judicial no tiene implicancias en la conducta que el equipo debe tomar.

La idea es disminuir el estrés postraumático en el niño con una terapia de reparación que no será corta; *la secuela es permanente.* Y además, proteger el lugar donde ese niño va a estar mejor, que siempre será su familia, pero, ante todo, no exponerlo a nuevas formas de maltrato.

Hay investigaciones no publicadas de niños maltratados que muestran que el maltrato cesa si se expone el problema a un equipo de salud que haga seguimiento y manejo adecuados.

Segunda Parte
Supervisión de salud

Supervisión de salud del niño

Dra. María José Pérez

El control sano es un pilar fundamental en la supervisión de salud del niño y del adolescente. Su objetivo es el seguimiento integral del crecimiento y desarrollo de los niños en todas sus etapas hasta la adolescencia, en los ámbitos físico, psicológico, social y familiar, detectando alteraciones y situaciones de riesgo y dando un tratamiento oportuno cuando sea necesario. Además se dan normas para los cuidados del niño, se inculcan hábitos y se da especial énfasis a la prevención.

Debido a los cambios epidemiológicos en Chile en las últimas décadas, hay una caída importante en la mortalidad infantil y cambios en la morbilidad, disminuyendo las patologías infecciosas y aumentando las enfermedades crónicas, psicosociales, accidentes y traumatismos. También se ha incrementado la esperanza de vida de la población general, predominando patologías crónicas no transmisibles, por lo que cobra importancia la prevención en los niños para tener a futuro adultos sanos y con una mejor calidad de vida.

La frecuencia recomendada de estos controles de salud es:

- Recién nacido: 7 a 10 días de vida.
- 1 a 6 meses: cada 1 mes.
- 6 a 12 meses: cada 2 meses.
- 12 a 24 meses: cada 3 meses.
- 2 a 6 años: cada 6 meses.
- desde los 6 años: 1 vez al año.

A partir del año 2008 se implementa en el país el Programa Chile Crece Contigo, que es un sistema de protección de la infancia desde el embarazo hasta los 4 años. Dentro de este, en el control de salud se incluye la realización del Test de Edimburgo a los 2 y 6 meses para detección de depresión posparto (Anexo 1), y la Escala de Massie-Campbell a los 4 y 12 meses para detectar alteraciones del vínculo madre-hijo (Anexo 2). También en atención primaria el control de RN es realizado por la matrona, quien evalúa a la díada madre-hijo. El control del mes de vida lo realiza el médico, con especial énfasis en el examen neurológico (Anexo 3). Además en algunos controles de salud se entrega material didáctico y de estimulación acorde a la edad del niño. El calendario propuesto por el MINSAL se detalla en el Anexo 4. En atención primaria esta actividad la realiza un equipo formado por varios profesionales de salud: médicos, enfermeras, nutricionistas, psicólogos y terapeutas ocupacionales.

Para realizar el control sano proponemos el siguiente esquema:

Anamnesis

- Antecedentes perinatales: embarazo, parto, peso, talla y circunferencia craneana al nacer, test de Apgar, patologías perinatales.
- Antecedentes personales: logros del desarrollo psicomotor, patologías, escolaridad.
- Antecedentes familiares: genograma, patologías y situación psicosocial.
- Alimentación y suplementos.
- Vacunas: siempre verificar el cumplimiento del programa nacional de inmunizaciones (PNI), preguntar por vacunas no incluidas en el programa.

Examen físico

- Antropometría: peso, talla, circunferencia craneana hasta los 2 años.
- Desarrollo psicomotor.
- Examen físico general y segmentario completo, incluyendo toma de presión arterial (Anexo 10) en forma sistemática a partir de los 3 años si no existen factores de riesgo previos, además de evaluación de visión, audición y desarrollo puberal cuando corresponda.

Diagnósticos

- Nutricional: diagnóstico nutricional Integrado (DNI) según normas (ver capítulo correspondiente).
- Desarrollo psicomotor: normal o alterado según la edad, indicando el tipo de alteración y el área afectada.
- Morbilidad: (si corresponde).
- Psicosocial.
- Puberal: según Tanner (si corresponde) ver capítulo correspondiente.

Indicaciones

- Alimentación y suplementos.
- Estimulación del desarrollo psicomotor, juguetes apropiados para la edad
- Guías anticipatorias: cuidados del niño, prevención de accidentes (ver capítulo correspondiente), signos de alarma: indicar en qué casos debe consultar en forma urgente u oportuna.
- Hábitos y normas de crianza (según la edad).

- Morbilidad (si corresponde).
- Exámenes de *screening* (si corresponde según edad).
- Vacunas.
- Psicosocial.
- Otros (según edad).
- Fecha de próximo control.

Guía para el control de salud del recién nacido

DRA. PAULA GUZMÁN

Introducción

La llegada de un hijo es un evento único e irrepetible. No importa que sea el primero, el tercero o el quinto, siempre será especial y estará lleno de sorpresas. Cada recién nacido es diferente, así como también la relación de los padres con este nuevo integrante de la familia: algunos estarán exhaustos, otros tranquilos y emocionados y también algunos pueden demostrar cierta incertidumbre y sentirse sobrepasados. Lo importante, como profesionales de salud, es poder identificar la dinámica familiar en torno al nuevo hijo, para así ser un soporte y guía en esta nueva etapa y de esta manera lograr el mejor nexo posible entre los padres y el recién nacido, lo cual es fundamental para el buen desarrollo físico, emocional y social del niño.

Durante el periodo de RN los controles son más próximos. Después del alta médica el RN está apto para vivir con sus padres y ellos aprender de él, entregándole todos los cuidados y cubriendo las necesidades básicas para su buen crecimiento y desarrollo. Es por ello que para supervisar la relación de los padres con su hijo se exige que el primer control corresponda a la primera semana de vida (entre los 7 y 10 días de vida), que es la oportunidad de establecer una relación amable y de mucha confianza entre el médico y los padres.

Los objetivos fundamentales a cumplir durante el primer control son:

- Orientar a los padres acerca de cómo cuidar a su bebé.
- Descartar patologías que no se hayan detectado al momento de nacer.
- Evaluar el incremento de peso.
- Evaluar la lactancia materna.

Anamnesis

En el primer control se debe preguntar por:

1. Antecedentes:
   a. Del embarazo y parto.
   b. Del recién nacido: Peso, talla y circunferencia craneana al nacer, Edad gestacional y su relación con el peso de nacimiento (PEG, AEG, GEG), Apgar, exámenes realizados (grupo sanguíneo y Rh, PKU y TSH) y si estuvo hospitalizado o tuvo alguna patología al nacer.

c. De los padres, y confeccionar un genograma.
d. Mórbidos familiares.

2. Alimentación: Preguntar cómo se está alimentando, con qué frecuencia, cuánto tiempo por lado y si utiliza algún sustituto, como fórmula de inicio, o agüitas.
3. Logros del DSM: Preguntar por el vínculo establecido entre madre e hijo y si fija la mirada.
4. Hábitos: Preguntar por hábitos de sueño, miccional y defecatorio.
5. Vacunas: Corroborar la colocación de la vacuna BCG al nacer.
6. Eventos familiares significativos: Preguntar a la madre cómo se siente y si cuenta con alguna ayuda para el cuidado del niño.

Examen físico

Examen físico completo, siempre incluyendo antropometría y teniendo especial consideración en:

- Peso:
  - El niño debe recuperar el peso de nacimiento al décimo día. Posteriormente debe aumentar al menos 20 a 30 gramos al día.
- Piel:
  - El color normal es rosado o levemente rubicundo, con una cianosis distal discreta (acrocianosis). Además, puede existir cierto grado de descamación, especialmente en las palmas y plantas de los pies, y estar cubiertos por un vello fino llamado *lanugo*, que se pierde en forma progresiva durante las primeras semanas de vida.
  - Cambios importantes en la coloración de la piel, como palidez, rubicundez, cianosis o ictericia generalizada, deben ser evaluados, ya que pueden indicar patología.
  - Evaluar manchas normales o esperables a esta edad, como las manchas color salmón, azulada o mongólica, milium y eritema tóxico.
- Cabeza:
  - Evaluar cabalgamiento de suturas, bolsa serosanguínea, cefalohematomas y fontanelas anterior y posterior.
  - En la cara, observar fascie y cualquier hallazgo que oriente a genopatía. Además, realizar rojo pupilar y examinar la boca, poniendo especial énfasis en paladar y presencia de dientes al nacer.
- Tórax:
  - Examinar clavículas en búsqueda de fracturas.

  - Observar forma y simetría torácica.
  - Palpar nódulos mamarios.
- Pulmonar:
  - Observar respiración irregular y simetría a la auscultación.
  - Frecuencia respiratoria normal: 40-60 por minuto.
- Cardiovascular:
  - Descartar soplos y examinar pulsos femorales.
- Abdomen:
  - Evaluar vísceras: hígado normalmente palpable 2 cm bajo el reborde costal y polo inferior del bazo palpable.
  - Evaluar cordón umbilical u ombligo.
- Genitales:
  - En el niño: Presencia de fimosis fisiológica, posición de meato urinario y testículos en escroto.
  - En la niña: Labios mayores y menores, ausencia de sinequias, himen perforado.
  - Observar ubicación y permeabilidad anal.
- Columna y extremidades:
  - Fosita pilonidal.
  - Descartar displasia de caderas y alteraciones congénitas de extremidades.
- Neurológico:
  - Observar tono y postura.
  - Realizar reflejos arcaicos.

Desarrollo psicomotor

Motor grueso: Postura simétrica con semiflexión de extremidades. Presencia de reflejos arcaicos.

Motor fino o coordinación: Fija la mirada. Mano empuñada con pulgar incluido. Responde de alguna forma al sonido.

Lenguaje: Llanto.

Social: Apego con su madre.

Signos de alarma

- No fija la mirada.
- Postura y tono no adecuados.

Diagnósticos

1. Nutricional: Verificar recuperación de peso de nacimiento a los 10 días en RN de término.
2. DSM.
3. Morbilidad.
4. Psicosocial.

Indicaciones

1. *Alimentación y suplementos:* Fomentar la lactancia materna exclusiva y educar en una adecuada técnica de lactancia. Si esta no es posible, iniciar fórmulas de inicio o en su defecto Leche Purita Fortificada al 7,5%, azúcar al 2,5% y aceite al 2%. Volumen total de 160-180 cc/kg/día, 7 a 8 veces al día.
2. *Estimulación del DSM:* Hablarle, cantarle y acariciarlo.
3. *Juguetes apropiados para la edad:* Móviles de colores fuertes y música.
4. *Guías anticipatorias:*
   a) Hábitos de higiene y cuidados del niño: Aseo del cordón umbilical con alcohol puro al 70° en cada muda y baño del niño 2 días después de la caída del cordón con jabón neutro e hipoalergénico.
   Limpieza del área genital con vaselina líquida.
   Lavar la ropa con jabón en barra o detergente hipoalergénico.
   Aconsejar solo ropa de algodón y no sobreabrigar al recién nacido, utilizando solo una prenda más que la madre.
   Enseñar a la madre a usar un termómetro y explicar qué se considera fiebre: > a 38° rectal. Explicar que las deposiciones normales son liquidas, color amarillo oro, y que habitualmente ocurren después de cada alimentación.
   b) Prevención de accidentes: Indicar siempre (ver capítulo correspondiente).
   c) Signos de alarma: Buscar ayuda médica en caso de fiebre o hipotermia, rechazo alimentario, vómitos, diarrea, irritabilidad, somnolencia excesiva y tos.
5. *Preguntas de los padres.*
6. *Próximo control:* Al mes de vida.

Guía para el control de salud al mes de vida

Dra. María José Pérez

Introducción

Durante esta consulta es posible observar que los padres ahora interpretan mejor el llanto del niño, y ya han aprendido que pueden confortarlo de varias maneras, como acariciándolo, sonriéndole o simplemente hablándole. El niño fija la mirada en un rostro, sigue un objeto con sus ojos y responde a las voces de sus padres. El niño habrá aumentado de peso, talla y perímetro cefálico durante este periodo.

Anamnesis

1. *Alimentación:* Cómo se alimenta el niño, cuántas veces al día.
2. *Logros del DSM:* Si fija la mirada o se vuelve ante estímulos sonoros.
3. *Hábitos:* Cuántas horas duerme, cómo son las deposiciones.
4. *Dinámica familiar* durante el último mes.
5. *Enfermedades* del niño durante este primer mes de vida.
6. *Cuidador:* Quién cuida al niño, si saben reconocer cuándo tiene hambre o le molesta algo.

Examen físico

Examen físico completo, siempre incluyendo antropometría y medición de circunferencia craneana y teniendo especial consideración en observar brote de vacuna BCG, rojo pupilar, presencia de estrabismo, presencia de nódulos mamarios, soplos, masas abdominales, displasia de caderas, sinequia de labios menores, testículos en escroto, presencia de hidroceles, hernias, hemangiomas.

Recordar la realización del Protocolo de Evaluación Neurológica (Anexo 3).

Desarrollo psicomotor

Motor grueso: Mantiene los cuatro miembros en flexión, se estira, mueve, patalea. Aún no afirma la cabeza. Las manos suelen estar cerradas, con el pulgar incluido. Reflejos arcaicos presentes, salvo el de la marcha que desaparece al mes.

Motor fino y coordinación: Fija la mirada y es capaz de seguir un objeto en 90°.

Social: Empieza a aparecer la sonrisa que progresa desde una actividad refleja a un acto de respuesta a estímulos externos (rostro y voz humana).

Lenguaje: Llanto de "hambre". Emite sonidos vocálicos "a", "e".

Signos de alarma

- Fracaso en el contacto visual entre el bebé y la madre.
- No fija la mirada.
- No levanta la cabeza en prono.

Diagnósticos

1. Nutricional: Diagnóstico nutricional integrado.
2. DSM.
3. Morbilidad.
4. Psicosocial.

Indicaciones

1. *Alimentación y suplementos:* Promover la lactancia materna exclusiva. Si esto no es posible, indicar fórmulas maternizadas al 13% o Leche Purita Fortificada (LPF) al 7,5% con azúcar al 2,5% y aceite al 2%. Volumen 150 ml/kg/día, en 6-7 mamaderas diarias. Iniciar suplementación con vitamina D 400 UI al día en niños alimentados con pecho materno exclusivo, LPF o fórmulas de inicio.
2. *Estimulación del DSM:* Cantarle, hablarle, tocarlo, acostarlo en decúbito prono para estimular la musculatura cervical.
3. *Juguetes apropiados para la edad:* Móviles de colores fuertes, juegos musicales.
4. *Guías anticipatorias:*
   a) Hábitos de higiene y cuidados del niño: Limpieza diaria de genitales, baño con jabón neutro o de glicerina dos a tres veces a la semana, cortar las uñas de las manos, ropa de algodón y lavado de esta con detergente en barra o hipoalergénico.

b) Prevención de accidentes: Indicar siempre (ver capítulo correspondiente).
c) Signos de alarma: Presencia de fiebre, diarrea, vómitos, tos, manchas en la piel o llanto persistente. Rechazo alimentario, somnolencia excesiva, irritabilidad o que la madre refiera que el niño "está raro".

5. *Screening:* resultados de exámenes para hipotiroidismo y fenilcetonuria tomados en neonatología. Ecografía de caderas al mes, en caso de antecedentes familiares de displasia de caderas o examen alterado.
6. *Preguntas de los padres.*
7. *Próximo control:* a los 2 meses de vida.

Guía para el control de salud a los 2 meses

DRA. MARÍA JOSÉ PÉREZ

Introducción

En esta etapa de la vida el niño comienza a contactarse y relacionarse con mayor claridad con su entorno, está ávido por recibir estímulos y responder frente a ellos; por lo mismo, es una etapa en que son muy importantes el contacto con los padres, la expresión de afectos y sentimientos, y el compartir con las personas que lo rodean.

Anamnesis

En el control se debe preguntar por:

1. *Alimentación:* Cómo se está alimentando, con qué frecuencia, cuánto tiempo por lado y si utiliza algún sustituto como fórmula de inicio o agüitas.
2. *Logros del DSM:* Si tiene sonrisa social, gorjea, y si alza y sostiene la cabeza cuando está boca abajo.
3. *Hábitos:* Preguntar por hábitos de sueño, miccional y defecatorio.
4. *Eventos familiares significativos:* Preguntar a la madre cómo se ha sentido y, si va a volver a trabajar, quién cuidará del niño.
5. *Si ha presentado alguna patología* desde el último control.

Examen físico

Examen físico completo, siempre incluyendo antropometría y teniendo especial consideración en: rojo pupilar y presencia de estrabismo, brote de BCG, soplos, masas abdominales, presencia de sinequias vulvares, testículos en escroto. Descartar displasia de caderas.

Recordar la realización del Test de Edimburgo (Anexo 1).

Desarrollo psicomotor

Motor grueso: En posición prono, levanta la cabeza.
Motor fino o coordinación: Sigue con la mirada.
Lenguaje: Gorjea.
Social: Sonrisa social.

Signos de alarma

- No sigue objetos con la mirada.
- No gorjea.

Diagnósticos

1. Nutricional: Diagnóstico nutricional integrado.
2. DSM.
3. Morbilidad.
4. Psicosocial.

Indicaciones

1. *Alimentación y suplementos:* Fomentar la lactancia materna exclusiva y enseñar técnica de extracción láctea. Si esta no es posible, iniciar fórmulas de inicio o en su defecto Leche Purita Fortificada al 7,5%, azúcar al 2,5% y aceite al 2%. Volumen total de 150-160 cc/kg/día, 6 veces al día. Suplementar con Vitamina D 400 UI/día y con hierro en caso de que sea prematuro y no se haya indicado previamente.
2. *Estimulación del DSM:* Hablarle, cantarle, acariciarlo.
3. *Juguetes apropiados para la edad:* Móviles de colores fuertes y música.
4. *Guías anticipatorias:*
   a) Hábitos de higiene y cuidados del niño: Baño con jabón neutro e hipoalergénico. Limpieza del área genital con vaselina líquida. Lavar la ropa con jabón en barra o detergente hipoalergénico.
   b) Prevención de accidentes: indicar siempre (ver capítulo correspondiente).
   c) Signos de alarma: Buscar ayuda médica en caso de fiebre, rechazo alimentario, vómitos, diarrea, irritabilidad, somnolencia excesiva y tos.
5. *Vacunas:* Indicar la vacuna pentavalente (DPT+ H. Influenzae b+ Hepatitis B), neumococo y polio oral. Evaluar indicación de vacunas no PNI. Indicar paracetamol en caso de fiebre.

6. *Preguntas de los padres.*
7. *Próximo control:* A los 3 meses de vida.

Guía para el control de salud a los 3 meses

Dra. Paula Guzmán

Introducción

A medida que el niño crece vemos un aumento de la interacción con su entorno. Nos encontramos con intencionalidad en sus acciones y adecuación progresiva de sus ritmos horarios de alimentación y sueño. Todo esto determina un mejor reconocimiento de las necesidades del niño por parte de su madre, así como mayor tranquilidad para sus cuidadores.

Anamnesis

En el control se debe preguntar por:

1. *Alimentación:* Cómo se está alimentando, con qué frecuencia y si ha notado menor producción láctea, concordante con la crisis transitoria de la lactancia.
2. *Logros del DSM:* Si afirma la cabeza y sostiene objetos con las manos en forma voluntaria.
3. *Hábitos:* Preguntar por hábitos de sueño, miccional y defecatorio.
4. *Vacunas:* Si tuvo algún efecto adverso a la dosis previa de la vacuna.
5. *Eventos familiares significativos:* Preguntar a la madre si volvió a trabajar y quién la ayuda con el cuidado del niño.
6. *Si ha presentado alguna enfermedad* desde el último control.

Examen físico

Examen físico completo, siempre incluyendo antropometría y teniendo especial consideración en: fontanelas, rojo pupilar, presencia de soplos, masas abdominales, sinequias vulvares, testículos en escroto. Descartar displasia de caderas.

Desarrollo psicomotor

Motor grueso: Afirma la cabeza, y en posición prono se apoya en los antebrazos.
Motor fino o coordinación: Sigue con la mirada. Liberación del pulgar. Prehensión palmar voluntaria.
Lenguaje: Gorjea.
Social: Sonrisa social y apego con sus padres.

Signos de alarma

- No afirma la cabeza.
- Persistencia del reflejo de prehensión palmar.
- No es capaz de sujetar un cascabel.
- No gorjea.

Diagnósticos

1. Nutricional: Diagnóstico nutricional integrado.
2. DSM.
3. Morbilidad.
4. Psicosocial.

Indicaciones

1. *Alimentación y suplementos:* Fomentar la lactancia materna exclusiva y la técnica de extracción láctea. Si esta no es posible, iniciar fórmulas de inicio o en su defecto Leche Purita Fortificada al 7,5%, azúcar al 2,5% y aceite al 2%. Volumen total de 150-160 cc/kg/día, 6 veces al día.

   Advertir la *"crisis transitoria"* de lactancia, en donde la madre siente que tiene menos leche. Se debe recomendar aumentar la frecuencia de la lactancia.

   Mantener suplementación con Vitamina D 400 UI/día.
2. *Estimulación del DSM:* Hablarle, cantarle, acariciarlo.
3. *Juguetes apropiados para la edad:* Móviles de colores fuertes, música, cascabeles y alfombra de actividades.
4. *Guías anticipatorias:*
   a) Hábitos de Higiene y cuidados del niño: Baño con jabón neutro e hipoalergénico. Limpieza del área genital con vaselina líquida. Lavar la ropa con jabón en barra o detergente hipoalergénico.

b) Prevención de accidentes: Realizar siempre (ver capítulo correspondiente).
c) Signos de alarma: Buscar ayuda médica en caso de fiebre, rechazo alimentario, vómitos, diarrea, irritabilidad, somnolencia excesiva y tos.

5. *Screening:* Solicitar radiografía de caderas.
6. *Preguntas de los padres.*
7. *Próximo control:* A los 4 meses de vida.

Guía para el control de salud a los 4 meses

DRA. PAULA GUZMÁN

Introducción

En este periodo el niño alcanza una mayor sociabilización. Está más atento a las cosas que le rodean, interactúa con sus padres, se ríe a carcajadas y puede jugar. Comienza a desarrollar un horario más definido de alimentación y de sueño, lo que hace más fácil interpretar sus necesidades. En su desarrollo motor es capaz de mantener la cabeza firme, y los brazos ya comienzan a adquirir un movimiento con intencionalidad. Le atraen los objetos y los colores, descubre sus manos y discrimina sonidos y voces. En esta etapa ya debiera establecerse el fuerte vínculo entre padres e hijo.

Anamnesis

1. *Alimentación:* Con qué lo alimentan, con qué frecuencia en el día y en la noche. Si está con fórmula de inicio, indagar la técnica de preparación de la mamadera y su contenido.
2. *Logros del DSM:* Si mantiene erguida la cabeza, si ríe con sus padres.
3. *Hábitos:* dónde duerme, cuántas horas, cómo son las deposiciones.
4. *Enfermedades* del niño desde el último control.
5. *Cuidador:* Quién cuida al niño si la madre trabaja fuera de la casa.
6. *Otros:* Si la madre ha reiniciado sus menstruaciones, si usa algún método de planificación familiar.
7. *Resultado de la radiografía de caderas* solicitada a los 3 meses.

Examen físico

Examen físico completo, siempre incluyendo antropometría y medición de circunferencia craneana, y teniendo especial consideración en realizar rojo pupilar, observar la presencia de estrabismo, soplos, masas abdominales, sinequia de labios menores, testículos en escroto, presencia de hidroceles, hernias, objetivar cierre de fontanela posterior.

Recordar la realización de la Escala de Massie-Campbell (Anexo 2).

Desarrollo psicomotor

Motor grueso: Mantiene la cabeza erguida al sentarlo con apoyo. En posición prona, se levanta a sí mismo apoyándose en los antebrazos. Logra levantar la cabeza y hombros al llevarlo a la posición sentada. Mantiene sus manos abiertas.

Motor fino y coordinación: Sigue objetos con la mirada hasta un ángulo de 180°. Gira la cabeza ante el sonido de una campanilla. Lleva las manos a la línea media. Manotea frente a un objeto. Aprieta objetos puestos en la mano y los lleva a la boca.

Social: Sonríe en respuesta al examinador.

Lenguaje: Ríe a carcajadas. Vocalización prolongada.

Signos de alarma

- No ayuda a sentarse.
- No gira.
- No gorjea.
- Persiste reflejo de prehensión palmar.
- No responde a sonidos.
- No es capaz de sujetar un cascabel.

Diagnósticos

1. Nutricional: Diagnóstico nutricional integrado.
2. DSM.
3. Morbilidad.
4. Psicosocial.

Indicaciones

1. *Alimentación y suplementos:* Lo ideal es mantener la lactancia materna exclusiva cada 3-4 horas. Si recibe mamaderas, dar fórmulas de inicio al 13% o Leche Purita Fortificada al 7,5% más azúcar al 2,5% y aceite vegetal al 2%, calculando 150 cc/kg/día. El fraccionamiento indicado es cada 4 horas por 5-6 veces al día. Mantener aporte de vitamina D 400 UI al día, e iniciar la suplementación con hierro 1-2 mg/kg/día.
2. *Estimulación del DSM:* Cantarle y mostrarle nuevos sonidos. Hablarle en todo momento: en la calle, auto, casa y repetir lo que él dice. Estimular

la sonrisa, tocarlo y abrazarlo. Pasarle objetos que el niño pueda tomar. Colgarle al alcance de manos o pies, móviles o sonajeros para que él los mueva o los haga sonar. Ponerlo en decúbito prono cuando esté despierto. Durante el baño, ejercitar sus brazos y piernas, dejarlo sobre el abdomen de la madre, darlo vuelta de un lado hacia otro. Comenzar a sentarlo en el suelo, con apoyo de cojines o afirmado de las caderas.

3. *Juguetes apropiados para la edad:* Sonajeros, móviles, mordedores, muñecos de goma, tableros de actividades.
4. *Guías anticipatorias:*
   a) Hábitos de higiene y cuidados del niño: Bañarlo al menos 2 veces por semana con jabón neutro. Limpiar las encías del bebé con un paño limpio y húmedo después de las mamadas. Lavar su ropa con jabón neutro. Limpiar los juguetes del bebé con agua y jabón. Establecer un horario de dormir para el bebé que incluya la hora de dormir y la rutina antes de irse a la cama, dejarlo en su cuna para que se calme solo. Evitar contacto con enfermos y las aglomeraciones. No exponerlo al humo de cigarrillos, temperaturas extremas o cambios bruscos de temperatura. No dar medicinas ni remedios caseros, ni té de hierbas sin antes consultar al médico. No poner en el chupete líquidos dulces como la miel. Enseñar al bebé técnicas que lo calmen, dándole algún objeto que lo tranquilice, por ejemplo un juguete especial.
   b) Prevención de accidentes: Indicar siempre (ver capítulo correspondiente).
   c) Signos de alarma: presencia de fiebre, diarrea, vómitos, tos, manchas en la piel o llanto persistente. Rechazo alimentario, somnolencia excesiva, irritabilidad o que la madre refiera que el niño "está raro".
5. *Vacunas:* 2ª dosis de DPT, Hib, VHB, neumococo y polio oral. Indicar paracetamol en caso de fiebre. Evaluar indicación de vacunas no PNI.
6. *Preguntas de los padres.*
7. *Próximo control:* A los 5 meses de vida.

Guía para el control de salud a los 5 meses

Dr. Miguel Guzmán

Introducción

El lactante de esta edad es un niño muy risueño, siempre atento a la interacción con los demás, con gran actividad motora, volteándose sobre sí mismo y queriendo sentarse. Presenta un gran desarrollo del sentido del tacto especialmente a través de la boca, por lo que todo lo prueba y lo pone en ella. Es frecuente que los padres crean que son los dientes del niño que están por salir los que provocan esta conducta. Además, comienza a mostrar frustración y molestia cuando no logra hacer lo que quiere o llora cuando le quitan algún objeto. Aprende rápido y habla con sus cuidadores.

Anamnesis

1. *Alimentación del niño:* Leche materna, frecuencia, uso de fórmulas de inicio o Leche Purita y su preparación. Suplementos que recibe.
2. *Nuevos logros del desarrollo psicomotor.*
3. *Hábitos de deposiciones* (frecuencia y consistencia).
4. *Cómo ha estado desde el último control.* Cómo está su estado de salud actualmente.
5. *Situaciones de estrés* en la crianza del niño, participación de cada uno de los padres en labores de cuidado. Quién cuida al niño y si asiste a sala cuna.
6. *Última inmunización.* Reacciones adversas.

Examen físico

Examen completo general y segmentario, antropometría y medición de circunferencia craneana. Poner especial énfasis en: presencia de dermatitis seborreica, dermatitis atópica, dermatitis del pañal. Realizar rojo pupilar, estrabismo. Persistencia de algún reflejo arcaico, hiper o hipotonía. Presencia de algún soplo cardiaco, masas abdominales. Testes *in situ*, masas inguinales, sinequias vulvares.

Desarrollo psicomotor

Motor grueso: Se mantiene sentado con leve apoyo en trípode o solo momentáneamente; atrae objetos con movimientos de rastrillo, rota sobre sí mismo al acostarse.
Motor fino y coordinación: Intenta la prehensión de un objeto tipo argolla, se lleva objetos a la boca.
Social: Vuelve la cabeza a quien le habla, sonríe, vocaliza cuando se le habla.
Lenguaje: Vocaliza disílabos, vocaliza al hablarle.

Signos de alarma

- No se sienta con apoyo.
- No gira la cabeza al hablarle.

Diagnósticos

1. Nutricional: diagnóstico nutricional integrado.
2. DSM.
3. Morbilidad.
4. Psicosocial.

Indicaciones

1. *Alimentación y suplementos:* La lactancia materna es la mejor alternativa y por esto debe estimularse a la madre para que continúe con ella. A pesar de no tener indicación de agregar otro alimento, debemos estar atentos ya que a esta edad en la casa se le da de "probar" lo que los padres y adultos están comiendo: bebidas, pan, frutas, galletas, etc. Se debe insistir en el horario cada 3 o 4 horas, 5 a 6 veces al día, y se debe aclarar a la madre que intente no usar el pecho para hacer dormir a su hijo en la noche. La madre que trabaja habitualmente llega a amamantar al niño, duerme con él y le da pecho durante toda la noche. Las fórmulas artificiales, Leche Purita Fortificada (LPF) 7,5% + azúcar al 2,5% + aceite al 2% o fórmulas de inicio, se usan como una alternativa cuando el pecho materno no es suficiente o cuando por razones del trabajo materno disminuye y se suspende la producción de leche. Los volúmenes de leche a esta edad son de 150 ml/kg/día en 5-6 mamaderas al día.

Mantener la Vitamina D 400 UI al día. Dar suplemento de Hierro solo si recibe leche materna exclusiva, 1 a 2 mg/kg/día.

2. *Estimulación del DSM:* Hablarle, jugar con el niño, acariciarlo, sentarlo con apoyo, acostarlo en decúbito prono, ponerle música.
3. *Juguetes:* Móviles de colores fuertes, cascabeles, "gimnasio".
4. *Guías anticipatorias:*
   a) Hábitos de higiene y cuidados del niño: Es importante destacar en cada control los aspectos básicos del apego tanto de la madre como del padre. A esta edad, por la mayor interacción que el niño presenta y por comenzar con sus primeras frustraciones, no es raro encontrar padres más ansiosos con la reacción de su hijo, por lo que tienden a darle en el gusto en todo. Se debe insistir en la importancia que tiene en el desarrollo del niño que sus padres estén siempre atentos a sus necesidades reales y no a los llantos por frustración.
   Hablar con los padres sobre el cariño por sus hijos y siempre destacar la importancia que tiene para los hijos que sus padres sean cariñosos y usen un trato adecuado. Se debe pedir a ambos padres la colaboración en el proceso de crianza para no agotar a la madre.
   b) Prevención de accidentes: Realizar siempre (ver capítulo correspondiente).
   c) Signos de alarma: Fiebre, irritabilidad, decaimiento, falta de apetito, dificultad respiratoria, diarrea, vómitos, llanto inconsolable, convulsiones.
5. *Vacunas:* No están indicadas a esta edad. Revisar que haya recibido la de los 4 meses.
6. *Próximo control:* A los 6 meses.

Guía para el control de salud a los 6 meses

DRA. SOLEDAD VILLANUEVA

Introducción

El control sano de los 6 meses es uno de los más importantes dentro del primer año de vida. Desde el punto de vista del desarrollo psicomotor, junto con el carácter exploratorio propio de los niños de esta edad, sus nuevos logros le permitirán ir poco a poco accediendo a la independencia, pero al mismo tiempo lo predisponen a nuevos tipos de accidentes. Asimismo, su socialización también se desarrolla, disfrutando cada vez más de la interacción con otras personas prefiriendo los juegos con aquellas más cercanas. Otro punto importante es que a esta edad se recomienda el inicio de la alimentación con sólidos, lo cual representa el primer paso en la formación de los hábitos alimentarios del niño.

Anamnesis

1. *Alimentación:* Con qué lo alimentan, si le dan sólidos y si los recibe bien. Si están siendo utilizados correctamente los suplementos de vitaminas y fierro.
2. *Hitos del desarrollo psicomotor:* Se sienta con apoyo, gira la cabeza cuando entra alguien a la habitación, dice disílabos.
3. *Estado general del niño*: Presencia de algún incidente de salud o de otra área que pueda haberse presentado desde el control anterior hasta hoy.
4. *Con quién y dónde* permanece el niño la mayor parte del día (cama, suelo, otro lugar).
5. *Sueño del niño:* Número de horas que duerme, con quién lo hace, dónde, si le cuesta quedarse dormido.
6. *Contexto familiar:* Situaciones de estrés familiar recientes, cómo ha sido la relación de pareja entre los padres luego del nacimiento del niño, impacto en el resto de la familia por la presencia del niño, si existen otras personas que colaboran con el cuidado del hijo, si existe algún método de planificación familiar.
7. Qué es lo que más les gusta a los padres del niño.

Examen físico

Examen general y segmentario, antropometría y medición de circunferencia craneana. Énfasis en presencia de estrabismo, realizar Test de Hirschberg y, en caso de estar alterado, derivar al oftalmólogo. Comienzo de la erupción dentaria (incisivos centrales inferiores). Buscar masas abdominales, soplos cardíacos, testículos en escroto, sinequias vulvares.

Síndrome piramidal: hipertonía, hiperreflexia y reflejos arcaicos persistentes.

Signos de maltrato o negligencia (equimosis, fracturas u otras lesiones traumáticas, bajo incremento ponderal, fracturas).

Recordar realizar Test de Edimburgo (Anexo 1).

Desarrollo psicomotor

Motor grueso: Al sentarlo mantiene la cabeza firme y se sienta sin apoyo por unos segundos. En supino se gira a prono e intenta gatear llevando rodillas. Al pararlo apoya su peso en los pies y flecta sus rodillas con energía.

Motor fino y coordinación: Muestra interés por los juguetes, los toma, transfiere de mano y los golpea.

Social: Es amistoso, se ríe, juega con otros.

Lenguaje: Balbucea y dice disílabos. Importante recordar que este evento ocurre igualmente tanto en niños sanos como sordos, por lo que no es un elemento que a esta edad nos permita descartar sordera.

Signos de alarma:

- No se sienta con apoyo.
- No mantiene un objeto en cada mano.
- No se ríe.

Diagnósticos

1. Nutricional: Diagnóstico nutricional integrado.
2. DSM.
3. Morbilidad.
4. Psicosocial.

Indicaciones

1. *Alimentación y suplementos:* Se recomienda mantener la leche materna 3-4 veces al día (en general, es necesario retirar 1 mamadera al día, la que corresponde al horario de almuerzo). Si la lactancia materna no es posible, pese a todos los esfuerzos razonables, se recomiendan fórmulas de continuación o LPF 7,5% + azúcar 2,5% + cereal 3-5% en un volumen de 200-250 ml 4-5 veces al día (horarios recomendados: 7-15-19-23 horas, opcional a las 3 horas). Recordar que al iniciar la alimentación sólida se debe retirar el aceite vegetal en la preparación de la mamadera, y agregarlo a la sopa puré mixta.

   A los 6 meses se inicia el almuerzo (11:00 AM) que consiste en puré de verduras con carne: pollo, pavo o vacuno (20g/porción) y fruta cruda. Indicar, además de las mamaderas, agua en volumen no superior a 100 ml/día. No dar miel hasta el año de edad para prevenir botulismo.

   Se mantiene hasta los 12 meses el aporte de vitamina D. El aporte de hierro también debe mantenerse hasta los 12 meses en aquellos niños que están recibiendo leche materna o fórmulas no fortificadas con este elemento.
2. *Estimulación del desarrollo psicomotor:* Estimular la motricidad gruesa, sentándolo en el suelo con cojines alrededor y con juguetes. Permitir coger objetos y transferirlos de mano. Ayudarlo en estas acciones. Conversarle lo más que se pueda, cantarle, tocar algún instrumento musical. Realizar juegos que favorezcan el desarrollo del concepto de permanencia (por ejemplo, el “aquí estoy”).
3. *Juguetes apropiados para esta edad:* Deben ser juguetes que despierten el espíritu de observación, exploración y adaptación, y el desarrollo de la inteligencia: anillos de dentición plastificados, animales de goma de tamaño mediano, cajas de música, sonajeros variados.
4. *Guías anticipatorias:*
   a) Hábitos de higiene y cuidados del niño: A los 6 meses se da inicio a la dentición temporal. Se deben limpiar sus dientes frotándolos con un cepillo suave sin pasta de dientes ni otro tipo de sustancia. La dentición puede causar dolor o molestias que requieran uso de analgésicos (los locales no suelen tener mucha utilidad). El morder un objeto blando puede ayudar. Evitar el uso de objetos congelados, los cuales pueden dañar las encías.

      Baño al menos 2 veces por semana con jabón neutro y esponja suave. Recordar que el aseo de la región genital debe hacerse solo con agua, dado que cualquier otra sustancia puede resultar irritante en esta parte del cuerpo.

b) Prevención de accidentes: realizar siempre (ver capítulo correspondiente).

c) Signos de alarma: Dar a conocer a los padres signos y síntomas que corresponden a enfermedad en esta edad y discutir cuándo, dónde y con qué urgencia consultar frente a ellos: fiebre, vómitos, diarrea, rechazo alimentario, compromiso de conciencia, tos, lesiones cutáneas, irritabilidad inusual, decaimiento, dificultad respiratoria. Reacción anormal a la vacuna: fiebre mantenida que no baja (por más de 36 horas), llanto agudo que no se calma y convulsiones.

5. *Hábitos del sueño:* Una cobija favorita o un mono de peluche pueden hacer más fácil la hora de dormir. No colocar un biberón en la cama junto al bebé. Desarrollar una rutina para la hora de dormir, como por ejemplo una canción de cuna, apagar las luces y luego un besito, repitiéndola todas las noches.

6. *Hábitos tempranos de crianza:* Si el niño realiza conductas inadecuadas, se justifica la separación del niño que se encuentra en un espacio compartido mediante la colocación en su cama o corralito. Se debe explicar que dicha conducta no debe repetirse y si aparece llanto dejarlo hasta que termine en forma natural y recién después volverlo al lugar compartido. Premiar las conductas positivas, privilegiando el afecto mediante caricias y abrazos que demuestren la importancia que los padres les damos a sus acciones favorecedoras de una convivencia sana.

   Para enseñar disciplina se recomienda también respetar las rutinas: horarios de comida y de sueño y tener pocas reglas, pero ser consistentes en ellas.

7. *Recomendaciones importantes para los padres:* No dejar de estar atentos a las necesidades de los otros miembros de la familia. Respetar el tiempo para estar solos o con amigos o familiares cercanos. Fortalecer las redes de apoyo social para la familia. Usar un método de planificación familiar que no interfiera con la lactancia materna.

8. *Vacunas:* Corresponde la tercera dosis de DPT, Polio, Hib, VHB. Evaluar la indicación de vacunas no PNI. En caso de fiebre después de la vacuna se recomienda el uso de paracetamol.

9. *Resolver las dudas* que puedan tener los padres.

10. *Próximo control:* A los 8 meses de vida.

Entrega de la primera comida sólida

La fuerte succión de los primeros meses ha sido reemplazada por la deglución. En posición semisentado, sujetándolo sobre la falda, se introduce en su boca la punta de la cuchara pequeña con alimento, permitiendo que el niño reciba pequeñas cantidades de él. Parte de ello la devolverá, pero se debe reintroducir con la cuchara. Si el niño rechaza, es normal. Se debe reintentar al día siguiente, y dar la leche correspondiente a ese horario hasta que el niño acepte la papilla.

Guía para el control de salud a los 8 meses

Dr. Miguel Guzmán

Introducción

El lactante de esta edad es un niño muy activo. Habitualmente los padres estiman que es un tanto inquieto, demuestra claramente sus frustraciones, gran desarrollo social y dice sus primeros disílabos con sentido. Es muy curioso, toma objetos con gran habilidad, los cambia de mano y los deja caer, una y otra vez. Se desarrolla su capacidad exploratoria, con lo que aparecen nuevas situaciones de riesgo sobre las que se debe alertar a los padres. Cuando la mamá y el papá aparecen dirige su voz hacia ellos, ríe con ellos. En algunos niños comienza el gateo, además de ayudar a comer; toman la cuchara y se la llevan a la boca. Comienza la "angustia de separación" frente a desconocidos.

Anamnesis

1. *Alimentación:* Preguntar si aún recibe leche materna o fórmula, cuántas veces al día, si introdujo con éxito la alimentación sólida, si recibe suplementos cuando están indicados.
2. *Logros del DSM:* Se sienta sin apoyo. Preguntar si gatea, si desconoce a los extraños.
3. *Hábitos:* Frecuencia y consistencia de las deposiciones, sueño, higiene.
4. *Vacunas:* Verificar que estén al día.
5. *Eventos familiares significativos.*
6. *Enfermedades desde el último control.*
7. *Cuidador:* Preguntar quién cuida al niño si la mamá trabaja y si asiste a sala cuna.

Examen físico

Realizar un examen completo, incluyendo antropometría, y poniendo énfasis en: presencia de dermatitis atópica o del pañal, coloración amarilla de la piel sin compromiso de mucosas (carotenosis por ingesta excesiva de zapallo), presencia de estrabismo, aparición de nuevos dientes, presencia de soplos, masas abdominales, examen genital.

Desarrollo psicomotor

1. *Motor grueso:* Se sienta sin apoyo, puede gatear (recordar que no todos los niños gatean), se mueve en toda la camilla, toma varios objetos con ambas manos.
2. *Motor fino y coordinación:* Si se le pide un objeto lo reconoce; si se le pide que lo dé extiende su mano, ayuda al comer. Coge objetos con pinza gruesa (3 dedos).
3. *Lenguaje:* disílabos: Mamá, papá, vocaliza para llamar la atención.
4. *Social:* Llora al ser separado de la madre, si se le habla entiende, pone atención.

Signos de alarma

- No se sienta con apoyo.
- Dominancia de una mano.
- No reconoce a sus padres.
- No dice disílabos.

Diagnósticos

1. Nutricional: Diagnóstico nutricional integrado.
2. DSM.
3. Morbilidad.
4. Psicosocial.

Indicaciones

1. *Alimentación y suplementos:* Lactancia materna, fórmulas de continuación o LPF al 7,5% + 2,5% de azúcar + 3 a 5% de cereal. Volumen 200-250 ml por 3 veces al día.

   Se mantiene el almuerzo y se inicia la comida de la noche, con un volumen de 200 ml más una fruta cruda de postre. Agregar una cucharadita de aceite vegetal crudo a la papilla antes de servir. Introducir legumbres 2 veces a la semana.

Mantener suplementación de vitamina D 400 UI al día y hierro 1-2 mg/kg/día si está indicado.

2. *Estimulación de DSM:* Sentarlo en un corral o en el suelo (en un lugar seguro), con juguetes y estimular el gateo, pararlo afirmándolo bajo las axilas y ayudarlo a dar pequeños pasos. Conversar con él, cantarle, aplaudirle.
3. *Juguetes adecuados para la edad:* Cascabeles, pelotas, muñecos, centro de actividades (no andador), música.
4. *Guías anticipatorias:*
   a) Hábitos de higiene y cuidados: Baño diario o cada 2 días con jabón neutro, limpiar los dientes con un cepillo suave. Mantener los horarios de alimentación y sueño, estableciendo rutinas.
   b) Prevención de accidentes: Realizar siempre (ver capítulo correspondiente).
   c) Signos de alarma: Fiebre durante más de 24 hrs o de difícil manejo, diarrea o vómitos persistentes, decaimiento excesivo, irritabilidad, lesiones cutáneas, tos y dificultad respiratoria.
5. *Normas de crianza:* A esta edad, debido a la mayor capacidad motora y de imitación, es posible ver a niños probando comidas a deshoras, ingiriendo productos alimentarios no adecuados. El niño sigue siendo muy frustrable y puede reaccionar con golpes al intentar examinarlo. Se debe evaluar con cuidado esta conducta, ya que tal vez ninguno de los padres la considere inadecuada y hasta le hayan celebrado su primer golpe. Hay que exponerlo como algo no deseable en el desarrollo de un niño. Hablar con los padres del cariño por sus hijos y siempre destacar la importancia que tiene para los hijos que sus padres sean cariñosos y usen un trato adecuado. Se debe pedir a ambos padres la colaboración en el proceso de crianza para no agotar a la madre.
6. *Vacunas:* No corresponden a esta edad.
7. *Preguntas de los padres.*
8. *Próximo control:* A los 10 meses.

Guía para el control sano de los 10 meses

Dra. Pilar Fuertes

Introducción

Las nuevas habilidades del niño asombran a sus padres; los llama diciendo "mamá" o "papá", quiere alimentarse solo, trata de pararse y practica dando pasitos, lo explora todo. La capacidad de memoria está desarrollada y comienza a establecer vínculos afectivos, haciéndose cada vez más independiente, comenzando para los padres el momento de poner límites. El control de salud es una excelente instancia para evaluar comportamientos y entregar recomendaciones para el manejo de situaciones.

Anamnesis

1. *Alimentación:* Si recibe aún leche materna es importante consignar la frecuencia diurna y nocturna. En caso de recibir LPF o fórmula de continuación, registrar preparación, frecuencia de consumo y volumen ingerido. Consultar por las papillas, cómo y con qué se las prepara, cantidad recibida, variedad, aceptación y tipo de postre. Consignar antecedentes de alergias alimentarias.

   Preguntar por suplementación de vitamina D y hierro, si requiere.
2. *Logros del DSM:* Cómo ha respondido a la estimulación y cuáles han sido los nuevos avances en las áreas motora, de coordinación, social y del lenguaje, de acuerdo con lo señalado en el control anterior.
3. *Hábitos:* Frecuencia y características de la orina y deposiciones. Consultar por hábitos de sueño, en especial cómo, cuánto y dónde duerme. Recordar la higiene bucal y corporal.
4. *Vacunas:* Preguntar si tiene sus vacunas al día.
5. *Preguntar por eventos familiares significativos.*
6. *Enfermedades desde el último control:* Consultar por morbilidades desde el control anterior o que haya quedado pendiente su resolución.
7. *Cuidador:* Quién cuida al niño, confianza, dificultades detectadas, cansancio, falta de tiempo para compartir en pareja o atender a otros hijos. Si poseen redes de apoyo familiar o comunitarias. Consultar por conflictos dentro del hogar.

Examen físico

Examen físico completo, incluyendo antropometría y teniendo especial consideración en: signos carenciales o de exceso nutricional, conexión con el medio (mirada, respuesta a estímulos), actitud frente al examen.

Ojos: Test de Hirschberg para detectar estrabismo (ningún grado de estrabismo es normal a esta edad); si es positivo, derivar al oftalmólogo.

Boca: Mucosa oral, faringe, lengua, erupción dentaria.

Genitales: En el varón, presencia de testes en escroto y retracción suave del prepucio con visualización del meato urinario. En la niña, buscar dirigidamente sinequias vulvares.

Neurológico: Aparición de reacciones de protección como paracaídas lateral y horizontal, evaluar conexión al medio e hitos del desarrollo. Signos de maltrato infantil.

Desarrollo psicomotor

1. *Motor grueso:* Se sienta sin apoyo con la espalda recta. Perfecciona su gateo. Se pone de pie con apoyo.
2. *Motor fino y coordinación:* Pinza fina o madura (índice-pulgar). Golpea cubos entre sí. Coge el tercer cubo. Combina cubos. Saca de un tarro dos o tres piezas a la vez.
3. *Lenguaje:* Dice consonantes repetitivas (papá, mamá). Expresa su voluntad de elección intentando decir lo que quiere o indicando con el dedo.
4. *Social:* Reacciona al "no" mostrando emociones. Responde a su propio nombre y a preguntas como ¿dónde está la mamá? Imita gestos. Su capacidad de relacionarse está muy desarrollada. Comprende los retos y los halagos.

   Formación del sentimiento de confianza básica. Comienza a diferenciar claramente a conocidos y desconocidos. Se apega mucho a su cuidador principal y teme a los extraños. Aparece la timidez. Dice adiós con la mano. Es capaz de buscar objetos que han desaparecido de su vista. Se resiste a quien intente quitarle un juguete.

Signos de alarma

1. No se sostiene de pie con apoyo.

2. No tiene pinza fina.
3. No dice disílabos como ma-má y pa-pá.
4. No busca un objeto escondido.

Diagnósticos

1. Nutricional: Diagnóstico nutricional integrado.
2. DSM.
3. Morbilidad.
4. Psicosocial.

Indicaciones

1. *Alimentación y suplementos:* Lactancia materna por 3-4 veces al día con horario ordenado o fórmula de continuación o LPF al 7,5% + azúcar al 2,5% + cereal al 3-5%, 200 a 250 ml por 3 veces.

   Ya debe estar recibiendo 2 comidas de 200 ml + 2 postres de 100 ml. Si el niño no tiene factores de riesgo de atopia a esta edad se puede introducir huevo y pescado. Al momento de servir, agregar una cucharadita de aceite vegetal para 200 g de comida. No agregar sal a las comidas.

   Puede ofrecerse agua 20 a 50 ml 2 a 3 veces al día sin adición de azúcar, miel u otro edulcorante.

   Mantener vitamina D 400 UI/día y sulfato ferroso 1-2 mg/k/día en lactantes alimentados con lactancia materna o leche no fortificada con hierro.
2. *Estimulación del desarrollo psicomotor:* Estimular la deambulación, ayudándolo a dar pasos. Mirar libros de ilustraciones con el niño y hablarle acerca de ellas. Leerle cuentos. Darle alimentos que pueda agarrar con las manos y ayudarle a usar una cuchara. Cuando el niño pida algo señalándolo, nombrar el objeto.
3. *Juguetes apropiados para la edad:* Los padres deben hablarle, cantarle, hacerlo reír. Juguetes que pueda empujar o tirar. Juguetes en que deba encajar cosas.
4. *Guías anticipatorias:*
   a) Hábitos de Higiene y cuidados del niño: Baño al menos 2 veces por semana con jabón neutro (de afrecho o glicerina), respetar horarios de sueño y alimentación, limpiar dientes con un cepillo suave después de cada comida y sobre todo antes de acostarse.

b) Prevención de accidentes: Realizar siempre (ver capítulo correspondiente).
c) Síntomas y signos de alarma: Fiebre por más de 24 horas o difícil de controlar, rechazo alimentario, vómitos y/o diarrea con decaimiento, mucha irritabilidad, tos en accesos o muy frecuente, convulsiones, petequias o lesiones cutáneas.

5. *Normas de crianza:* Disciplinar con técnicas de distracción y cercanía física, estimulando al niño cuando es obediente. Es fundamental formar hábitos y mantener horarios de comida y sueño, con pocas reglas que sean consistentes. Anticipar y contarle al niño lo que se va a realizar. Respetar el tiempo de pareja, con otros hijos y familiares, amigos, etc. Evitar el aislamiento, salir con el niño, ayudarlo a descubrir el mundo que lo rodea.
6. *Vacunas:* no corresponde hasta los 12 meses.
7. *Preguntas de los padres.*
8. *Próximo control:* Al año de vida.

Guía para el control de salud a los 12 meses

DRA. PILAR FUERTES

Introducción

Esta es una etapa especial, en que el niño comienza a dar sus primeros pasos, siendo más independiente, descubriendo el mundo desde otra perspectiva, ampliando sus límites y exponiéndose también a nuevos peligros y accidentes. Por lo anterior, este control debe ser orientado especialmente a los límites y cuidados que deben tener los padres para permitir un desarrollo completo y seguro de sus hijos.

Anamnesis

1. *Alimentación:* Preguntar por la alimentación recibida durante los primeros meses de vida, con especial énfasis en la duración de la lactancia materna y causas de eventuales fracasos, y por el suplemento de vitamina D y hierro recibidos y duración de estos. Con respecto a la alimentación actual, detallar horarios y porciones de alimentos, variedad, si ha incorporado legumbres, huevo, pescado, aceptación del niño a los cambios y mayor consistencia de acuerdo con la dentición. Preguntar por consumo de golosinas.
2. *Logros del DSM:* Cómo ha respondido a la estimulación y cuáles han sido los nuevos avances en las áreas motora, de coordinación, social y de lenguaje, de acuerdo con lo señalado en el control anterior. Preguntar dirigidamente si camina solo o con apoyo, si dice palabras, si comprende órdenes simples, cómo es su relación con los demás.
3. *Hábitos y Disciplina:* Preguntar acerca de la conducta del niño y riesgo de accidentes. Frecuencia y características de la orina y deposiciones, hábitos de sueño, en especial cómo, cuánto y dónde duerme. Recordar la higiene bucal y corporal. Preguntar cómo reaccionan los padres si el niño dice o hace algo inadecuado, los límites establecidos entre ellos de común acuerdo y cumplimiento de estos.
4. *Vacunas:* Asegurarse que el calendario de vacunas (PNI) está completo; de lo contrario, indicar aquéllas atrasadas según el calendario.

5. *Eventos familiares significativos:* Cambio de cuidador, madre trabajadora, disfunción familiar, relación con los hermanos y otros familiares.
6. *Enfermedades desde el último control:* Registrar las principales patologías del niño, especialmente las que hayan determinado hospitalización.
7. *Cuidador:* Quién cuida al niño, confianza, dificultades detectadas, cansancio, falta de tiempo para compartir en pareja o atender a los otros hijos. Si poseen redes de apoyo familiar o comunitarias. Consultar por posibles conflictos dentro del hogar. Asistencia a sala cuna.
8. *Riesgo de accidentes:* Preguntar por la seguridad en el hogar, el uso de andador, el uso de silla de auto.

Examen físico

Examen físico completo, siempre incluyendo antropometría y teniendo especial consideración en: rojo pupilar, Test de Hirschberg, erupción dentaria y salud bucal, examen cardiovascular, buscar masas abdominales.
Examen genital: Testículos en escroto, ver meato al retraer el prepucio, descartar sinequias vulvares, examinar la piel buscando nevos y hemangiomas.
Observar la marcha, y posibles signos de maltrato.
Recordar realizar la Escala de Massie-Campbell (Anexo 2).

Desarrollo psicomotor

1. *Motor grueso:* Marcha asistida (camina con apoyo), se impulsa para pararse, aplaude, golpea 2 cubos.
2. *Motor fino y coordinación:* Pinza fina (índice-pulgar), introduce y saca cosas de una caja, descubre objetos escondidos, toma agua en un vaso con ayuda, colabora para vestirse y alimentarse.
3. *Lenguaje:* Dice 2 a 3 palabras con significado, imita cantos, señala objetos.
4. *Social:* Dice "chao" con la mano.

Signos de alarma

- No camina con ayuda.
- No tiene pinza.
- No pone ni saca objetos de una cajita.

- No busca objetos escondidos.
- No le interesan situaciones de causa-efecto.

Diagnósticos

1. Nutricional: Diagnóstico nutricional integrado.
2. DSM.
3. Morbilidad.
4. Psicosocial.

Indicaciones

1. *Alimentación y suplementos:* El niño debe recibir 4 comidas al día (desayuno, almuerzo, once y comida), cada 4 hrs.

   Indicar suspender mamadera nocturna (podría mantenerse en niños con déficit nutricional). Debe tomar 400 – 500 cc al día de leche, si es Leche Purita Fortificada se prepara al 10% + 3–5% cereal + 2,5% azúcar o maltosa dextrina. En niños con sobrepeso se puede limitar el aporte de cereal y/o azúcar pero no de leche. El niño puede incorporarse a la alimentación de la casa; la comida debe darse molida, y se puede comenzar a ofrecerle ensaladas.

   El aporte de agua debe ser de 200 cc al día; se pueden dar jugos naturales, pero sin azúcar.

   Se suspenden los suplementos de vitamina D y de hierro.
2. *Estimulación del DSM:* Leerle, cantarle, hablarle. Llamar cada objeto por su nombre. Nombrar las partes del cuerpo. Ayudarlo a caminar solo. Pedirle que traiga cosas. Construcción de torres con cubos. Mantener hábitos y colocar límites. Estimular la interacción con otros niños y en otros ambientes.
3. *Juguetes apropiados para la edad:* Aquellos que emitan ruido al empujarlos, juegos de encaje, juguetes con formas, tamaños, colores y texturas diferentes, libros con dibujos atractivos, música. Recordar que deben ser de materiales no tóxicos, lavables y sin piezas pequeñas.
4. *Guías anticipatorias:*
   a) Hábitos de Higiene y cuidados del niño: Baño diario con jabón neutro. Al elegir un calzado, medir ambos pies; el zapato debe ser cómodo, amplio, debe haber un pulgar entre el dedo mayor y la punta del zapato (para medirlo, asegurarse de que quepa un dedo entre el talón

del pie y el zapato. Elegir material respirable como el cuero y tener presente que el pie del niño crece rápidamente. Realizar aseo de los dientes después de alimentarse, con un cepillo suave, sin pasta dental. El niño debe tener horarios de sueño fijo, y necesita dormir entre 10 a 14 hrs.

b) Prevención de accidentes: Realizar siempre (ver capítulo correspondiente).

c) Signos de alarma: Fiebre alta o persistente, vómitos o diarrea frecuentes o con pus y/o sangre, deshidratación, irritabilidad o decaimiento inusual, dificultad respiratoria, convulsiones.

5. *Normas de crianza:* Disciplinar con técnicas de distracción y cercanía física, estimulando al niño cuando es obediente. Es fundamental formar hábitos y mantener horarios de comida y sueño, con pocas reglas que sean consistentes. Compartir con el niño el tiempo de comida. Respetar el tiempo de pareja, con otros hijos y familiares, amigos, etc. Promover la comunicación. Evitar el aislamiento, salir con el niño, ayudarlo a descubrir el mundo que lo rodea.
6. *Screening:* Hemograma para detectar anemia en población de riesgo: lactantes con antecedente de prematurez, PEG, enfermedades crónicas o que no han recibido hierro.
7. *Vacunas:* Le corresponde la vacuna trivírica (sarampión, rubéola y parotiditis), meningococo y refuerzo de neumococo. Evaluar indicación de vacunas no PNI. Indicar paracetamol en caso de fiebre.
8. *Preguntas de los padres.*
9. *Próximo control:* A los15 meses de edad.

Guía para el control de salud a los 15 meses

DRA. PILAR FUERTES

Introducción

Este es un periodo del desarrollo del niño en el cual comienza a explorar su medio ambiente, a tener mayor autonomía e independencia al poder caminar, ampliando así su mundo. Por esto es importante pesquisar factores de riesgo y prevenir accidentes. También aumentará su habilidad de comunicarse a través de nuevas palabras y gestos.

Anamnesis

1. *Alimentación:* Preguntar si recibe leche materna o algún tipo de fórmula, forma de preparación de estas, el volumen de leche en cada mamadera y su frecuencia. Preguntar si aún toma la mamadera de la noche.

   Preguntar por volumen y número de comidas sólidas, preparación, cantidades semanales de legumbres, carnes rojas y pescados. Preguntar también por la composición de los postres y el consumo de ensaladas.

   Poner énfasis en hábitos de alimentación, horarios, restringir consumo de golosinas y alimentos entre comidas.
2. *Logros del DSM:* El niño a esta edad es capaz de caminar solo, introducir pastillas en una botella, coger un 3er cubo conservando los dos previos, dice al menos tres palabras, sube escaleras con apoyo, imita vocalizaciones y cantos, bebe en una taza.
3. *Hábitos y Disciplina:* Cuántas horas duerme el niño por la noche, y siestas, si duerme solo o acompañado, si se despierta en la noche.

   Conocer la frecuencia y consistencia de deposiciones.

   Consultar a los padres por sus respuestas ante las exigencias del niño, cómo reaccionan cuando el niño hace algo que no corresponde, si las normas son compartidas entre los diferentes adultos a su cargo, cuáles son los límites que le ponen, y si los cumplen.
4. *Vacunas:* Preguntar si tiene sus vacunas al día.
5. *Eventos familiares significativos:* Mudanzas, nuevas personas en el hogar, embarazos de la pareja, cambios en la situación económica, etc.

6. *Enfermedades desde el último control:* Morbilidades desde el control anterior o que haya quedado pendiente su resolución.
7. *Cuidador:* Quién se hace cargo del cuidado del niño, si la madre trabaja y cuántas horas. Si el niño asiste a jardín infantil o sala cuna.

Examen físico

Examen físico completo, siempre incluyendo antropometría y poniendo especial atención en signos carenciales o de exceso: conexión con el medio (mirada, respuesta a estímulos), actitud frente al examen. Rojo pupilar y presencia de estrabismo, erupción dentaria. Soplos cardiacos y masas abdominales, presencia de hernias, testes en escroto y retracción suave del prepucio con visualización del meato urinario. En la niña buscar dirigidamente sinequias vulvares.

Signos de maltrato infantil.

Desarrollo psicomotor

1. *Motor grueso:* Camina sin ayuda.
2. *Motor fino y coordinación:* Torre de 2 cubos, juego simbólico, coopera para vestirse.
3. *Lenguaje:* Dice 3 a 5 palabras.
4. *Social:* Inicia formación de relaciones, autoconfort.

Signos de alarma

- No camina solo.
- No coloca o saca objetos de un recipiente.
- No le interesa la relación causa-efecto.
- No dice palabras sueltas o no entiende órdenes verbales simples.

Diagnósticos

1. Nutricional: Diagnóstico nutricional integrado.
2. DSM.
3. Morbilidad.
4. Psicosocial.

Indicaciones

1. *Alimentación:* A esta edad debe adecuarse paulatinamente a los horarios de alimentación del resto de la familia, estableciendo 4 horarios y compartiendo las comidas. La comida debe ser molida o picada, blanda, con distintas formas y colores.

   Alimentación Láctea: 400 a 500 ml de leche, si es LPF al 10%, con azúcar al 2,5% y cereales al 3 o al 5%. Se debe suspender la leche de la noche (3ª mamadera) si aún la toma.

   Alimentación sólida: aproximadamente 1 taza de 200 ml por comida, con una porción de ensalada y un postre de fruta. No usar endulzantes artificiales ni dar aporte extra de sal.

   Se puede aportar 200 ml de agua o jugos de fruta natural sin azúcar ni endulzante. No es necesaria la indicación de ningún suplemento.
2. *Estimulación del DSM:* Incentivarlo para que camine y adquiera más seguridad y equilibrio (pedirle que lleve o traiga cosas), ayudarlo a trepar escaleras. Pasarle cubos y ayudarlo a construir torres. Que ayude a desvestirse, pasarle la cuchara para que intente comer solo. Nombrar e indicar distintas partes del cuerpo, leerle cuentos, enseñarle rimas. Cambiarlo de ambiente: supermercado, auto, casa de parientes. Que comparta con otros niños y aprenda a conocer sus límites.

   Hacerle notar las diferencias: pesado-liviano, chico-grande, etc. Dejarlo rayar, trazar líneas. Despertar su creatividad.
3. *Juguetes apropiados para la edad:* Cantar canciones infantiles con el niño, contarle cuentos, juguetes para empujar y tirar, materiales para pintar y colorear, pelotas, encajes tridimensionales, cubos, música, juguetes con sonidos. Recordar que no deben tener piezas pequeñas ni sustancias tóxicas.
4. *Guías anticipatorias:*
   a) Hábitos de higiene y cuidados del niño: Baño diario. Debe realizarse aseo de los dientes con un cepillo suave y sin pasta dental después de alimentarse, con especial cuidado después de la última comida.
   El niño debe tener horarios de sueño fijos, y necesita dormir entre 10 a 14 hrs.
   Al elegir un zapato, este debe ser cómodo, amplio, elegir material respirable como el cuero y tener presente que el pie del niño crece rápidamente.
   b) Prevención de accidentes: realizar siempre (ver capítulo correspondiente).

c) Signos de alarma: fiebre alta o mantenida, vómitos o diarrea persistentes o con pus y/o sangre, deshidratación, irritabilidad o decaimiento inusual, dificultad respiratoria, convulsiones.

5. *Normas de crianza:* Disciplinar con técnicas de distracción y cercanía física. Fomentar su autoestima, autonomía y curiosidad, enseñándole normas de convivencia básicas. Formar hábitos y mantener los horarios de comida y sueño, con pocas reglas que sean consistentes. Compartir con el niño el tiempo de comida. Ignorarlo cuando presente pataletas y enseñarle a manejar la frustración sin reacciones violentas.

   Respetar el tiempo de pareja, con otros hijos y familiares, amigos, etc. Promover la comunicación. Evitar el aislamiento, salir con el niño, ayudarlo a descubrir el mundo que lo rodea.
6. *Preguntas de los padres.*
7. *Próximo control:* A los 18 meses.

Guía para el control de salud a los 18 meses

Dra. Soledad Villanueva

Introducción

Durante este periodo los niños comienzan a reconocer personas o ambientes extraños, por lo que la visita al médico puede producirles temor o angustia. En esta etapa también pueden aparecer pataletas, ya que el niño intenta conseguir algo de sus padres en la búsqueda por descubrir su personalidad, el mundo que lo rodea y también sus límites.

Respecto a las patologías, nos enfrentamos con enfermedades infectocontagiosas, aumentando también el riesgo de accidentes y maltrato, por lo que es imprescindible pesquisar factores de riesgo tanto del niño como de sus padres y del ambiente.

Anamnesis

1. *Alimentación:* Detallar qué leche está tomando, comidas, frecuencia, cantidad y modo de preparación de estas. Preguntar por el apetito del niño, si cumple horarios, si come con el resto de la familia y detallar el consumo de golosinas y bebidas gaseosas.
2. *Logros del desarrollo psicomotor:* Corre, trepa, sube escaleras con apoyo, número de palabras que dice, relación con los demás, cómo se da a entender, comportamiento frente a los extraños, temor y ansiedad de separación de la madre. Come solo, tiene amigos.
3. *Hábitos y disciplina:* Frecuencia y características de la orina y deposiciones. Número de horas que duerme en el día y en la noche, con quién. Si ve televisión y número de horas. Cómo ejercen la disciplina, si le ponen límites, y si son consistentes y consecuentes con estos. Presencia de negativismo, pataletas, conducta agresiva, timidez, inquietud.
4. *Vacunas:* Preguntar si están al día.
5. *Eventos familiares significativos*
6. *Cuidador:* Preguntar quién cuida al niño, si asiste a sala cuna. En caso de que la madre trabaje, especificar cuántas horas diarias ella pasa fuera de la casa.

Examen físico

Examen físico completo, realizando antropometría. Examen segmentario con especial énfasis en: erupción dentaria y salud bucal, soplos cardíacos y masas abdominales, Test de Hirschberg, rojo pupilar, examen genital, examen de la piel (hemangiomas, nevos, manchas café con leche, etc.), evaluar la marcha, signos de maltrato infantil.

Desarrollo psicomotor

1. *Motor grueso:* Camina con seguridad, corre, camina hacia atrás y sube escaleras afirmado de una mano. Puede sentarse en una silla pequeña o subirse a una silla para adultos. Tira objetos de pie, sin caerse, y patea una pelota. Arrastra un juguete tirándolo con una cuerda.
2. *Motor fino y coordinación:* Construye una torre de 3 a 4 cubos. Pone un anillo sobre un cono. Da vuelta las páginas de un libro o revista.

   Come parte de su comida solo y se ensucia. Usa una cuchara y bebe en taza.

   Imita rayas con un lápiz. Saca un objeto de una botella sin mostrarle cómo hacerlo.

   Ayuda cuando lo visten o desvisten. Imita palabras y canciones. Reconoce y señala hasta 5 partes del cuerpo cuando se las nombran. Obedece órdenes simples.

   Escucha atento al leerle un cuento, mira los dibujos y nombra objetos.
3. *Lenguaje:* Dice entre 7 y 20 palabras, y se comunica con palabras y gestos.
4. *Social:* Juega con otros niños. Juega a actuar. Muestra afecto y da besos.

Signos de alarma

- No dice palabras sueltas (7 a 10).
- No hace torres de 2 cubos.
- No conoce algunas partes de su cuerpo (2 o 3).
- No entiende orden verbal gestual.
- No sube escaleras apoyado de una baranda.
- No toma agua de un vaso.
- No imita acciones como beber de un vaso, peinarse o comer.

Diagnósticos

1. Nutricional: Diagnóstico nutricional integrado.
2. DSM.
3. Morbilidad.
4. Psicosocial.

Indicaciones

1. *Alimentación:* Debe recibir 2 mamaderas de 250 ml y 2 comidas de la casa, una al almuerzo (11-12 a.m) y la otra en la cena (19-20 p.m). Volver a insistir en la suspensión de la mamadera nocturna si aún la recibe. De acuerdo con la erupción dentaria variará la consistencia entre alimentos desmenuzados con el tenedor o picados con trozos pequeños. Estimular alimentos de variados colores; el postre debe consistir en una fruta cruda de la estación sin endulzar ni con agregados como crema o yogurt. Acompañar las comidas con agua o jugos naturales sin azúcar. Si el niño pide golosinas, dárselas solo una vez a la semana.
2. *Estimulación del desarrollo psicomotor:* Hablarle bien, muy claro y no como guagua. Leerle libros de cuentos simples con animales y colores. Enseñarle las partes del cuerpo. Jugar y mostrar al niño la utilidad de objetos variados (ollas, cajas, pelotas, muñecos, etc.). Dejar que ayude con los quehaceres del hogar (barrer, limpiar).
3. *Juguetes:* Deben permitirle aprender sobre formas, colores, tamaños y pesos: cubos, muñecas blandas, palas, baldes, autos y camiones, platos, ollas y sartenes de plástico, escobas pequeñas, rompecabezas sencillos de piezas grandes, libros con dibujos atractivos, música.
4. *Guías anticipatorias:*
   a) Hábitos de higiene y cuidados del niño: Lavarle los dientes con un cepillo blando sin pasta de dientes luego de cada comida. Bañarlo a diario, enseñarle a lavarse las manos. Acostarlo a más tardar a las 21 hrs, no dormir hasta tarde los fines de semana (aprox. 9 o 10 am).
   b) Prevención de accidentes: Realizar siempre (ver capítulo correspondiente).
   c) Signos de alarma: Fiebre alta o mantenida. Convulsiones asociadas o no a fiebre. Vómitos frecuentes (más de 3 episodios en 24 hrs). Diarrea que dure más de 2 días, asociada a anorexia, elementos patológicos como sangre o signos de deshidratación. Manchas en la

piel. Irritabilidad inusual o decaimiento. Dificultad respiratoria: retracción de partes blandas, polipnea, cianosis, pausas respiratorias.

5. *Normas de crianza:* Escuchar al niño y demostrarle que se siente respeto por él; ayudarlo a expresar sus sentimientos. Promover la comunicación y demostraciones de afecto en la familia. Elaborar una disciplina de pareja para no generar confusión en el niño. Compartir la mayor cantidad de comidas en familia. Que cada integrante de la familia reserve un tiempo para jugar con el niño en actividades que a él le interesen. Tratar que las salidas con él fuera de la casa sean cortas para evitar que se canse o se ponga irritable. Promover una vida sana en la casa: comida sana, evitar tabaco y alcohol, usar cinturón de seguridad, respetar las leyes del tránsito, acudir a los controles médicos de adultos y niños. Darle un tiempo individual a cada uno de los niños.
6. *Vacunas:* Debe recibir la 4ta dosis de la vacuna Pentavalente (DPT + Hib + VHB) y Poliomielitis. Indicar paracetamol en caso de fiebre. Evaluar indicación de vacunas no PNI.
7. *Preguntas de los padres.*
8. *Próximo control:* A los 21 meses.

Guía para el control de salud a los 21 meses

DRA. SOLEDAD VILLANUEVA

Introducción

El niño a esta edad explora el mundo, interactuando con el ambiente y la sociedad que lo rodea, siendo misión de sus cuidadores estar atentos a sus necesidades, como también atentos a los eventuales accidentes que pueden ocurrir. El niño corre, se mueve por todos lados, y muestra curiosidad por todo lo nuevo. Así también aparece el negativismo como una forma de sentir su propia identidad. Requiere normas de crianza que lo ayudarán a relacionarse con su entorno, complementándose a la vez con la entrega de cariño y afecto por parte de su familia.

Anamnesis

1. *Alimentación:* Si recibe leche materna u otro tipo de leche, qué cantidad, con qué frecuencia, cómo la prepara, qué comidas recibe, qué cantidad, qué tipo de alimento. Si tiene apetito, si come junto a los demás, qué horarios tiene, si consume colaciones, golosinas, bebidas, sustancias extrañas como barro, pinturas, etc.
2. *Logros del desarrollo psicomotor:* Preguntar si se relaciona con otros niños, si comprende órdenes simples, si ayuda a su alimentación, si avisa cuando ensucia pañales, si siente temor al separarse de su madre, si corre, si sube escaleras. Cuántas palabras dice.
3. *Hábitos y disciplina:* Horas de sueño diurno y nocturno, si duerme solo, en su pieza, si despierta en la noche. Frecuencia, tipo, consistencia de deposiciones, si ha iniciado entrenamiento para ir al baño. Si usa cepillo de dientes, con o sin pasta, frecuencia y técnica. Preguntar si tiene pataletas, cómo reaccionan los padres, si ponen límites. Preguntar cómo se comporta el niño, si muerde, patea o golpea. Si tiene una conducta de excesivo retraimiento o inquietud.
4. *Vacunas:* Preguntar si están al día.
5. *Morbilidad:* Preguntar por enfermedades o lesiones recientes, alergias, si recibe algún medicamento, si ha consultado en servicios de urgencia.

6. *Cuidador y escolaridad:* Quién cuida al niño, si va a jardín infantil.
7. *Eventos familiares significativos.*
8. *Seguridad en la casa:* Medicamentos, tóxicos al alcance del niño, piscinas, escaleras sin protección, seguridad en la cocina, silla de auto. Preguntar si hay un arma de fuego en la casa. Si se siente seguro en el vecindario.

Examen físico

Examen físico general y segmentario, incluyendo antropometría, con especial énfasis en: higiene, lesiones en piel, test de Hirschberg, rojo pupilar, dentición, caries, soplos cardíacos, masas abdominales, genitales, marcha, pies, signos de abuso o maltrato.

Desarrollo psicomotor

1. *Motor grueso:* Camina rápido, corre, lanza una pelota. Sube y baja escaleras tomado de la mano, sin alternar pies.
2. *Motor fino y coordinación:* Indica partes del cuerpo. Hace torres de 5 cubos, usa cuchara y taza. Puede imitar trazos de lápiz y garabatear. Saca un objeto de una botella sin que le muestren cómo hacerlo. Escucha una historia, mira dibujos y los nombra. Sigue órdenes simples.
3. *Lenguaje:* Tiene un vocabulario de 20 palabras. Imita palabras. Crea frases de 2 palabras.
4. *Social:* Muestra afectos, da besos, es más sociable.

Signos de alarma

– No sube escaleras.
– No dibuja garabatos.
– No dice frases de 2 palabras.
– No entiende una orden verbal.

Diagnósticos

1. Nutricional: Diagnóstico nutricional integrado.
2. DSM.

3. Morbilidad.
4. Psicosocial.

Indicaciones

1. *Alimentación:* 2 mamaderas al día de 250 ml cada una, con leche Purita cereal al 10% + cereal al 3 o 5% y/o azúcar al 2,5%, u otras leches en polvo para la edad. Puede empezar a usar leche fluida, con un porcentaje de grasa acorde a su estado nutricional. En total, debe recibir 4 comidas al día, es decir, desayuno, almuerzo, once, comida; el almuerzo y comida deben incluir un postre de frutas, sin azúcar. Puede recibir jugos de frutas o agua 200-240 ml día. No debe recibir aún productos diet o light. No son recomendables las golosinas, bebidas, concentrados lácteos ni cereales azucarados. La consistencia de los alimentos debe ser picada, agregando verduras crudas, aceites vegetales crudos, frutas, cereales y diariamente algún alimento proteico como carne, legumbre o huevo. No es necesario el uso de vitaminas o minerales como suplemento. Se debe estimular el uso de cuchara, la adaptación a la mesa y horario de adultos. No tener la TV encendida al comer. No usar la comida como premio.
2. *Estimulación del desarrollo psicomotor:* Estimular el lenguaje, describiendo lo que hacen juntos. Hablarle correctamente, repetir sílabas con él, nombrar lo que ven cuando pasean juntos. Hablarle lento, jugar con el niño a buscar objetos escondidos. Cantar canciones, leer cuentos. Pegar animales, cosas y dibujos en un cartón y nombrarlos, haciendo que el niño los repita.
3. *Juguetes:* Cubos, muñecas blandas, palas, baldes, autos para empujar o tirar. Pelotas de colores. Platos, ollas, sartenes. Rompecabezas de piezas grandes, libros con dibujos, música con canciones infantiles.
4. *Guías anticipatorias:*
   a) Hábitos de higiene y cuidados del niño: Cepillar los dientes con cepillo suave, pequeño, sin pasta, al menos 2 veces diarias después de comidas. Si aún usa chupete, iniciar el retiro de este. Suspender la mamadera durante la noche.
   b) Prevención de accidentes: realizar siempre (ver capítulo correspondiente).
   c) Signos de alarma: Fiebre durante más de 48 horas, con mucho decaimiento, o más de 40°C. Diarrea persistente o con sangre. Deshidratación. Manchas en la piel. Comportamiento distinto, irritabili-

dad exagerada, letargia. Tos, dificultad para respirar. Convulsiones. Ingesta de algún tóxico. Si no duerme, si tiene sueños aterradores. Si parece estar en "su propio mundo" (se mece, no hay contacto visual, poco interés en personas o juguetes).

5. *Normas de crianza:* Desarrollar la autoestima felicitando al niño por sus logros, validar sus emociones, darle opciones y respetarlas. Jugar con el niño, abrazarlo. Establecer la disciplina para proteger, no para castigar, y que esta sea en cosas importantes. Dar el ejemplo, ser consistente, mantener rutinas, enseñar a manejar la frustración sin agresividad. Ignorar al niño en las pataletas. Explicar el porqué de una conducta inapropiada. Potenciar su autonomía, sin olvidar que debe ser vigilado. Estimular el juego con otros niños. Cuando sea posible, dar un "sí" junto con un "no" ej: "no puedes jugar con el control remoto, pero sí puedes jugar con tus cubos".
6. *Preguntas de los padres.*
7. *Próximo control:* A los 24 meses.

Guía para el control de salud a los 24 meses

DR. MIGUEL GUZMÁN

Introducción

Este periodo del desarrollo se caracteriza por una mayor adquisición de estabilidad en los procesos corporales y dominio de las actividades físicas, como deambular, correr, saltar, manipular objetos, etc. El niño comienza a consolidar su independencia, puede iniciar el control de esfínteres, experimenta emociones fuertes, es capaz de influir en su medio a través del lenguaje que está desarrollando y de demostrar afecto a quienes lo cuidan. Está en una etapa de egocentrismo, tendencia a la fantasía y oposicionismo, con pataletas frecuentes, lo que requiere límites claros. Se ve a él mismo como una persona valiosa y con habilidades, se muestra seguro en lo que hace, con curiosidad para investigar su mundo y a la vez aprende a distinguir lo bueno y lo malo. A esta edad el niño ya se moviliza con soltura y naturalidad, satisfaciendo de esta forma su iniciativa exploradora y su curiosidad. Por este motivo debemos tener ciertas precauciones para así evitar la ocurrencia de accidentes.

Anamnesis

1. *Alimentación:* Preguntar cómo se alimenta, si recibe las comidas que se le ofrecen, el horario de comidas, lugar de comidas. Si come solo, usa cubiertos, usa mamadera.
2. *Logros del desarrollo psicomotor:* Forma de comunicación: si vocaliza, gesticula, usa palabras aisladas o emplea oraciones de tres o más palabras, cómo se relaciona con los extraños.

   Capacidad de comprender y expresarse: si sabe su nombre, nombres de familiares, objetos, partes del cuerpo, diferencia de género, si cumple órdenes simples o varias órdenes simultáneamente.
3. *Hábitos y disciplina:* Preguntar si controla esfínteres: micción/defecación, diurno/nocturno; si elige su ropa, si requiere ayuda parcial o total para vestirse. Si duerme solo en su cama, en su propia habitación. Cómo duerme. Uso de objetos para dormir: chupete, mantas, etc.
4. *Vacunas:* Preguntar si están al día.

5. *Morbilidad:* Cómo ha estado desde el último control, si ha presentado alguna enfermedad, si ha consultado en un servicio de urgencia.
6. *Cuidador y escolaridad:* Quién cuida al niño, si va al jardín infantil.
7. *Eventos familiares significativos:* Situaciones de problema en la familia desde el último control.
8. *Sociabilidad y juegos:* Cómo es la relación con los miembros de la familia: afectuoso o agresivo, complaciente o desafiante, dependiente o independiente, si siente temor ante la separación o no.

   Relación con sus pares: interactivo o resistente, amigable o agresivo. Cuáles son sus juguetes favoritos, si escucha cuentos, si tiene amigos "de fantasía" (muñecos, animales, personas), si juega con sus pares y si puede entretenerse solo.

Examen físico

Realizar un examen físico completo, incluyendo antropometría (medición de circunferencia craneana hasta esta edad, en niños sin patologías) y poniendo énfasis en: alteraciones de la piel, estrabismo, caries y mal oclusión, secuelas de infecciones óticas, presencia de soplos cardíacos y masas abdominales, hernias, fimosis, revisar que estén ambos testes en escroto, sinequias de labios menores. Presencia de genu valgo fisiológico y persistencia de almohadillas plantares. Evidencias de maltrato físico o abuso sexual. Es muy frecuente encontrar en la región pretibial múltiples equimosis, que no es un signo de maltrato. Evidencias de resolución de morbilidad intercurrente.

Desarrollo psicomotor

1. *Motor grueso:* Sube y baja escaleras de pie sin alternar los pies, corre, salta en 2 pies juntos, recoge objetos del suelo sin caerse, lanza una pelota, intenta proezas gimnásticas (vuelta de carnero).
2. *Motor fino y coordinación:* Construye torre de 5 a 6 cubos, dibuja una línea horizontal y vertical, da vueltas de a una las hojas de un libro, desenvuelve dulces, paquetes, desatornilla tapas, encaja figuras geométricas en un tablero, inicia control de esfínter diurno. Se saca los pantalones y los zapatos, es capaz de comer solo y tomar agua en vaso, investiga y manipula sus genitales, obedece lo que se le manda sin tener aún el concepto de obediencia.

3. *Lenguaje:* Usa frases cortas de 2 palabras, conoce hasta 50 palabras, usa pronombres incorrectamente, usa verbos sin el tiempo verbal adecuado, dice su nombre, comprende instrucciones, habla de sí mismo en tercera persona, dice "no" frecuentemente.
4. *Social:* Juega principalmente solo, imita a los adultos, se atemoriza ante situaciones nuevas.

Signos de alarma

- No dibuja líneas.
- No conoce su nombre.
- No dice frases simples.
- No usa al menos un pronombre personal.
- No hace torres de 5 cubos.

Diagnósticos

1. Nutricional: Diagnóstico nutricional integrado
2. DSM.
3. Morbilidad.
4. Psicosocial.

Indicaciones

1. *Alimentación:* A los 24 meses los niños deben estar incorporados a los horarios de alimentación familiar; se sientan en la mesa y reciben una dieta igual a la del resto de la familia, salvo excepciones en que varía la consistencia o algunos ingredientes. Pueden recibir líquidos en taza o vaso, supervisados por un adulto para evitar accidentes. Debe consumir 2 lácteos al día como leche, yogurt, quesillo o queso fresco, de preferencia semidescremados o descremados, y dos comidas. Si va al jardín, o no puede respetar los intervalos de alimentación cada 4 horas, se puede dar una colación saludable (leche, jugos light, frutas, cereales). Esta es una etapa de riesgo nutricional, ya que por tratarse de un niño que se está incorporando a la vida familiar puede no restringirse en horarios ni cantidades de comida. Es la etapa de la ganancia de peso en exceso, sobrepeso y obesidad.
2. *Estimulación del DSM:* Enseñarle a imitar a animales, a vestirse y desvestirse solo, pasarle lápices para que "dibuje", enseñarle a demostrar cariño a

los demás, a lavarse la cara y las manos. Enseñarle canciones, su nombre completo y su edad. Usar adecuadamente el lenguaje (leer cuentos, cantarle) aprovechando las rutinas diarias como vestirlo, bañarlo, las comidas, incentivando el apego y dándole riqueza emocional a momentos rutinarios. Pedirle al padre que participe en estos momentos.

3. *Juguetes:* Autos, trenes, muñecas, libros de cuentos, puzzles y *legos* de piezas grandes, baldes y palas, carretillas, música para niños, pelotas.
4. *Guías anticipatorias:*
   a) Higiene y cuidados del niño: El niño a esta edad debe estar acostumbrado a la rutina del lavado y cepillado de los dientes; para eso debe usar el cepillo adecuado al tamaño, suave y blando. No usar aún pasta dental. Idealmente hacerlo junto al niño hasta que se acostumbre y lo haga bien por sí solo.

   Si aún usa chupete, indicar su suspensión ya que produce deformación de maxilares y dientes, teniendo en cuenta que se trata de un objeto personal y de transición.

   El niño debe ser bañado usando jabón común, si es que no tiene ningún problema a la piel. Los genitales se deben lavar solo con agua, no introducir jabones ni espuma en genitales ni chorro de ducha en genitales femeninos.

   Para el cabello se recomienda usar shampoo de niños y revisar periódicamente la aparición de piojos o liendres.

   El aseo posdefecación debe ser hecho por el adulto hasta los 4 años. Lavar las manos del niño después de ir al baño. Establecer una rutina al acostar al niño.

   b) Prevención de accidentes: realizar siempre (ver capítulo correspondiente).
   c) Signos de alarma: Fiebre durante más de 48 hrs o más de 40°C, convulsiones, vómitos persistentes, diarrea con elementos patológicos o con signos de deshidratación, decaimiento importante, dificultad respiratoria.
5. *Normas de crianza:* A esta edad se debe estimular la comunicación y sociabilización del niño con su entorno: reconocer y premiar la buena conducta, expresar verbal y corporalmente el cariño, decirle lo mucho que se le quiere.

   Promover las actividades físicas, culturales y de esparcimiento en ambientes seguros y entretenidos. Se debe estimular las actividades al aire libre con los hijos a esta edad para que aprendan y ejerciten movimientos musculares.

Rechazar las conductas inapropiadas, sin descalificarlo, sin maltratarlo. Si hay una conducta que queramos que no se repita, debemos pedirle al niño que no lo vuelva a hacer mostrándole enojo y nuestra molestia.

6. *Educación sexual:* A esta edad los padres deberían anticiparse a la curiosidad de los niños por las partes de su cuerpo y más adelante las diferencias con el género opuesto. Para ello se deben ocupar las palabras correctas, sin diminutivos ni sobrenombres. Es muy importante recalcar a esta edad que algunas partes del cuerpo son privadas y que solo deben ser vistas y tocadas por los padres, y el médico en el control, en presencia de ellos.
7. *Screening:* Iniciar controles con el odontopediatra.
8. *Escolaridad:* Si el niño no asiste al jardín infantil, conversar con los padres la posibilidad de su ingreso el año siguiente.
9. *Preguntas de los padres.*
10. *Próximo control:* A los 2 años y medio.

Guía para el control de salud del preescolar

Dra. Paula Guzmán

Introducción

El periodo preescolar corresponde a la etapa comprendida entre los 2 y los 6 años. Los controles de salud comienzan a espaciarse y se realizan cada 6 meses. Este periodo se caracteriza por el aumento de la exploración del entorno, por la adquisición de mayor independencia del niño y por el desarrollo de la fantasía. El preescolar se siente como un ser independiente de sus padres y comienza a relacionarse con personas distintas a su familia.

Anamnesis

En el control se debe preguntar por:

1. *Alimentación:* Cómo se está alimentando, cuántos lácteos y comidas al día; si tiene una alimentación balanceada y saludable, y si existen excesos en relación con las comidas chatarra.
2. *Logros del DSM:* Si sube o baja escaleras, si corre, salta o anda en triciclo o bicicleta, si dibuja y pinta; cómo habla, qué vocabulario tiene y cómo se relaciona con sus cuidadores y pares.
3. *Hábitos y Disciplina:* Preguntar por hábitos de sueño, si usa pañales en el día y/o en la noche, si tiene hábitos de higiene diaria y de aseo dental. Además preguntar por pataletas y cómo manejan los padres las frustraciones e indisciplinas.
4. *Vacunas:* Si tiene su calendario de vacunas al día y si tuvo algún efecto adverso con alguna de ellas.
5. *Si ha presentado alguna enfermedad* desde el último control.
6. *Cuidador y escolaridad:* Preguntar quién lo cuida, si asiste al jardín infantil, y cómo ha sido su incorporación al sistema educacional preescolar.

Examen físico

Examen físico completo, siempre incluyendo antropometría y teniendo especial consideración con:

Presión arterial: Se realiza a partir de los 3 años en los niños previamente sanos o antes si existe algún factor de riesgo, utilizando un esfingomanómetro con un manguito adecuado para cada niño, que cubra 2/3 de la longitud del brazo (Anexo 10).

Visión: Descartar estrabismo y evaluar agudeza visual utilizando el Test de Snellen (con símbolos) a partir de los 3 años, o desde que el niño colabore (ver capítulo correspondiente).

Audición: El aislamiento acústico del lugar del examen es una condición básica. Existen diferentes métodos para evaluar la audición en la consulta: se puede usar como tamizaje la voz cuchicheada, sin perder su importancia la otoscopía como parte del examen auditivo. Para evaluar la agudeza auditiva se debe sentar al niño delante y al examinador por detrás a un metro de distancia. Se le pide que se tape un oído y se susurra a 1/3 de la intensidad del volumen de conversación, correspondiendo a aproximadamente 20 db. Es satisfactorio si repite 8 o más de 10 palabras. En niños en que queden dudas sobre su capacidad auditiva se deberán derivar a especialista.

Columna: Se examina a partir de los 4 años, utilizando el Test de Adams (Anexo 13).

Extremidades: También se debe examinar a partir de los 4 años en forma rutinaria; se debe descartar anormalidades en la alineación, acortamientos y pie plano.

Salud bucal: Es importante examinar la dentadura y su higiene para detectar en forma precoz caries y problemas de oclusión.

Genitales: Inspección de genitales, principalmente en el niño, para evaluar fimosis y presencia de testículos en escroto. Siempre avisar lo que se va a realizar, respetando y fomentando el pudor del niño.

Desarrollo psicomotor

Evaluar los distintos hitos del desarrollo según la edad:

2 Años:

- Sube y Baja escaleras sin alternar pies.
- Patea una pelota.
- Apila 5 a 6 cubos.
- Tiene un vocabulario de al menos 50 palabras.
- Realiza frases de 2 palabras.

– Pinta con rayas.
– Imita a los adultos.

3 Años:
– Salta en el lugar.
– Anda en triciclo.
– Sabe su nombre, edad y sexo.
– Copia una cruz y un círculo.
– Se viste y come solo.

4 Años:
– Canta una canción.
– Dibuja figura humana con 3 partes.
– Entiende sobre diferencias de género.
– Distingue la fantasía de la realidad.
– Dice su nombre y apellidos.
– Habla sobre sus actividades y experiencias del día.
– Construye torre de 10 cubos.
– Salta en un pie y avanza saltando.
– Anda en triciclo o bicicleta con ruedas chicas.

5 Años:
– Se viste sin ayuda.
– Sabe su número de teléfono y dirección.
– Cuenta con los dedos.
– Copia un cuadrado y triángulo.
– Dibuja una figura humana con cabeza, cuerpo, brazos y piernas.
– Reconoce muchas letras del abecedario.
– Dibuja algunas letras.

Signos de alarma

2 a 3 años:
– No sube ni baja escaleras.
– No dibuja círculos.
– No conoce su nombre completo.
– No juega con otros niños.
– No realiza frases o no se le entiende lo que habla.

3 a 4 años:

- No salta con ambos pies.
- No habla en forma fluida.
- Es incapaz de pararse en un pie.
- Es incapaz de dibujar alguna figura con sentido.
- No realiza ninguna acción en forma independiente: comer, desvestirse, ir al baño.

4 a 5 años:

- No controla esfínter diurno.
- No utiliza correctamente los verbos.
- No dibuja una figura humana.
- No salta en un pie.

Diagnósticos

1. Nutricional: Diagnóstico nutricional integrado.
2. DSM.
3. Morbilidad.
4. Psicosocial.

Indicaciones

1. *Alimentación:* La dieta debe ser de aproximadamente 1.250 a 1.400 calorías, incluyendo 3 lácteos, 2 platos de verduras y 3 frutas, y 5 a 6 vasos de agua al día. Debe consumir legumbres y pescados 2 veces por semana. Se recomienda que la distribución del aporte sea mayor en las primeras horas del día y vaya disminuyendo hacia la noche. Se debe reforzar la importancia del desayuno y las colaciones saludables.

   Se espera que durante esta edad el niño se integre a la dieta familiar, lo cual implica incorporar nuevos alimentos con sabores y texturas desconocidos. El rechazo a nuevos alimentos es un comportamiento característico de los niños pequeños, aunque el rechazo inicial no debe tomarse como una respuesta definitiva. La exposición reiterada al alimento puede terminar cambiando el rechazo inicial por aceptación y en definitiva constituye una manera de establecer una dieta variada que asegure un patrón alimentario saludable.

2. *Estimulación del DSM:* Hablarle en forma adecuada, fomentar el dibujo, la pintura y otras actividades manuales, enseñarle a andar en bicicleta después de los 3 años, permitirle saltar, correr y escalar siempre bajo supervisión y estimular el juego con sus pares.
3. *Juguetes apropiados para la edad:* Depende de la edad del preescolar. Los más clásicos son pelotas, autitos, muñecas, disfraces, lápices, pinturas y triciclo o bicicleta. Nunca olvidar que el "mejor juguete" son los padres, por lo cual es indispensable que ellos dediquen tiempo para jugar junto a sus hijos.
4. *Normas de crianza:* Educar en lo que respecta al manejo de pataletas y disciplina, enfatizando que esta educación debe ser proporcionada con cariño y paciencia, para así evitar situaciones de maltrato tanto físico como psicológico.
5. *Guías anticipatorias:*
   a) Hábitos de higiene y cuidados del niño:

   Sugiera una adecuada higiene del sueño, estableciendo horarios para ir a acostarse. Durante la noche duermen aproximadamente 10 a 12 horas y durante el día 1 a 2 horas.

   Establezca horarios para ver televisión, para jugar, para ir a acostarse.

   Sugiera un aseo diario; y cepillado dental poscomidas. A los 4 años se puede agregar pasta dental infantil (400-500 ppm. de flúor) al cepillado de dientes, en pequeña cantidad (tamaño de una arveja).

   Estimule y fomente la independencia al comer y el desvestirse y vestirse solo. Después de los 2 años y cuando el niño tenga alguna noción al respecto, puede sugerir el retiro de los pañales durante el día, evitando el estrés innecesario en el niño y sus padres.

   b) Prevención de accidentes: Indicar siempre (ver capítulo correspondiente).
   c) Signos de alarma: Buscar ayuda médica en caso de fiebre alta, vómitos frecuentes, compromiso del estado general.
6. *Vacunas:* Asegúrese de que el esquema que indica el PNI esté completo. Además, se puede sugerir la vacunación contra la Hepatitis A, Varicela y otras, si no se han indicado antes y según las patologías preexistentes.
7. *Screening:* Control odontológico a los 2 y 4 años.
8. *Preguntas de los padres.*
9. *Próximo control:* Cada 6 meses

Guía para el control de salud del escolar

DRA. PAULA GUZMÁN

Introducción

El periodo escolar corresponde a la etapa comprendida entre los 6 y los 10 años. En este tiempo el niño se enfrenta por primera vez a un mundo formal que le exigirá un desempeño objetivo, valiéndose de habilidades adquiridas en etapas anteriores. Simultáneamente va adquiriendo cada vez mayor autonomía consolidando una personalidad propia.

El control de salud del escolar no está establecido como norma dentro del programa ministerial de control sano en establecimientos de salud; sin embargo, según toda la evidencia disponible, creemos que es indispensable que se realice un control anual a partir de los 6 años.

Anamnesis

Es fundamental lograr una relación médico-paciente, progresivamente más independiente de los padres, dejando que el niño relate lo que siente, sus preocupaciones y dudas. Es importante que al momento de dar un diagnóstico y explicar las indicaciones, el niño se sienta considerado y, en lo posible, comprometido con los cambios indicados. Es fundamental que el médico vaya permitiendo y estimulando la adquisición de este papel cada vez más protagónico del niño en el cuidado de su salud, promoviendo la adquisición de habilidades y hábitos que le permitan llevar un estilo de vida saludable junto a su familia, comunidad y entorno.

En el control se debe preguntar por:

1. *Alimentación:* Cómo se está alimentando, cuántos lácteos y comidas al día; si tiene una alimentación balanceada y saludable, cómo son y cuántas colaciones tiene al día, y si existen excesos en relación con comidas chatarra.
2. *Desarrollo puberal:* Dependiendo de la edad, preguntar si hay algún indicio de desarrollo puberal.
3. *Hábitos y disciplina:* Preguntar por hábitos de sueño, si usa pañales en la noche, si tiene hábitos de higiene diaria y de aseo dental. Además, pre-

guntar si realiza actividades recreativas, número de horas dedicadas a ver televisión, computador y juegos de video, y cómo manejan los padres las indisciplinas.

4. *Vacunas:* Si tiene su calendario de vacunas al día y si tuvo algún efecto adverso con alguna de ellas.
5. *Si ha presentado alguna enfermedad* desde el último control.
6. *Escolaridad:* Preguntar cómo le va en el colegio, a qué curso asiste, cómo es su rendimiento escolar y cómo es la relación con sus compañeros y profesores.

Examen físico

Dada la baja frecuencia de consulta médica a esta edad, corresponde realizar un examen físico completo, siempre incluyendo antropometría y teniendo especial consideración en:

Presión arterial: Tomar la presión utilizando un esfingomanómetro con un manguito adecuado para cada niño, que cubra 2/3 de la longitud del brazo (Anexo 10).

Visión: Uso del Test de Snellen, que es el principal método para evaluar agudeza visual. Se trata de que el niño identifique con precisión símbolos o letras a cinco metros de distancia, con cada ojo por separado (ver capítulo correspondiente).

Audición: Existen diferentes métodos para evaluar audición en la consulta. Se puede usar como tamizaje la voz cuchicheada, sin perder su importancia la otoscopía como parte del examen auditivo.

Para evaluar la agudeza auditiva el aislamiento acústico del lugar del examen es una condición básica. Se debe sentar al niño delante y al examinador por detrás a un metro de distancia. Se le pide que se tape un oído y se susurra a 1/3 de la intensidad del volumen de conversación, correspondiendo a aproximadamente 20 db. Es satisfactorio si repite 8 o más de 10 palabras. Los niños en que queden dudas sobre su capacidad auditiva se deberán derivar a especialista.

Columna: Realizar el Test de Adams (Anexo 13).

Extremidades: Se deben descartar anormalidades en la alineación, acortamientos y pie plano.

Salud Bucal: Uno de los signos característicos es la pérdida de la dentadura temporal, seguida por la aparición de los primeros molares definitivos

(6-7 años). Es importante la detección precoz de caries y problemas de oclusión.

Genitales: Inspección de genitales y caracteres sexuales secundarios para detectar la aparición de los primeros cambios puberales, principalmente en las niñas. Siempre avisar lo que se va a realizar, respetando y fomentando el pudor del niño. Se considera patológica la aparición de desarrollo puberal en niñas menores de 8 años y en niños menores de 9 años.

Diagnósticos

1. Nutricional: Diagnóstico nutricional integrado.
2. Rendimiento escolar.
3. Desarrollo puberal.
4. Morbilidad.
5. Psicosocial.

Indicaciones

1. *Alimentación:* La dieta debe ser de aproximadamente 1.500 a 1.700 calorías, incluyendo 4 lácteos, 2 platos de verduras y 3 frutas, y 6 a 8 vasos de agua al día. Debe consumir legumbres y pescados 2 veces por semana. Se recomienda que la distribución del aporte sea mayor en las primeras horas del día y vaya disminuyendo hacia la noche. Se debe reforzar la importancia del desayuno y las colaciones saludables.
2. *Juguetes y recreación:* Es importante fomentar y reforzar la práctica de deportes. Se debe permitir y orientar la aparición de nuevas formas de recreación, como el escuchar música, lectura, juegos, computador, televisión, cine y videos, etc., pues son potencialmente positivas, debiendo los padres estar atentos a que la calidad y el tiempo destinados a cada uno sean los adecuados. Es recomendable que la recreación sea también una forma de socialización donde el niño encuentre y desarrolle relaciones de amistad con sus pares y también permita el fortalecimiento de la relación entre padres e hijos.
3. *Normas de crianza:* Establecer normas y reglas claras dentro del hogar; además de la sanción si estas no se cumplen. Se debe estimular la perseverancia en la consecución de los objetivos que el escolar se plantee. Hay que reconocer sus logros, discutir las razones que explican los fracasos, buscando siempre las alternativas de corrección. Es preciso recordar que

nunca debe ponerse en juego el cariño y la confianza hacia el niño. Estos son aspectos que el niño debe considerar asegurados desde sus padres.

4. *Educación sexual y prevención del abuso sexual y matonaje escolar:* Es importante que el niño esté informado y preparado para los cambios puberales. Es necesario crear los espacios de comunicación para que los temas vinculados con la sexualidad y afectividad se planteen sin dificultad. En la prevención del abuso sexual lo primero es el fortalecimiento de la autoestima, y tener una relación de confianza entre padres e hijos. Actualmente reviste gran importancia el control parental del acceso a Internet que tengan los niños, ya que podría ser una forma de contacto por parte de potenciales abusadores. Además, los padres deben estar conscientes y alertas a las posibles agresiones que puedan sufrir sus hijos en el colegio, tanto físicas como psicológicas. Se debe enseñar tanto a los padres como a los niños que estas no son tolerables y que se deben denunciar.
5. *Guías anticipatorias:*
   a) Hábitos de higiene y cuidados del niño:

   Sugiera una adecuada higiene del sueño, con un tiempo de entre 9 a 12 horas diarias.

   Establezca horarios en su hogar: para hacer las tareas, para ver televisión o estar en el computador (ideal no más de 1 a 2 horas diarias), para jugar, para ir a acostarse. Los padres deben entregar la responsabilidad al niño sobre este punto, supervisando sus conductas y recordando sistemáticamente estas recomendaciones.

   En los hábitos de higiene sugiera un aseo diario; cepillado dental después de las comidas y uso de seda dental.

   b) Prevención de accidentes: Indicar siempre (ver capítulo correspondiente).

   c) Signos de alarma: Buscar ayuda médica en caso de fiebre alta, vómitos frecuentes, compromiso del estado general.
6. *Vacunas:* Asegúrese de que el esquema que indica el PNI esté completo. Además, se puede sugerir vacunar contra la Hepatitis A, Varicela y otras, si no se han indicado antes y según las patologías preexistentes.
7. *Screening:* Control odontológico a los 6 años.
8. *Preguntas de los padres.*
9. *Próximo control:* Cada 1 año.

Guía para el control de salud del adolescente

DRA. MUSCHI SZIGETHI

Introducción

En este periodo, caracterizado por su gran dinamismo y cambios, se produce la transición de la niñez a la adultez. Comprende desde los 10 a los 19 años, siendo subdividida a su vez en tres etapas: adolescencia temprana: desde los 10 a los 14 años; adolescencia media desde los 14 a los 17 años; y adolescencia tardía desde los 17 a los 19 años. Los problemas de salud que se observan en esta etapa generalmente están relacionados con conductas de riesgo, por esto se debe aprovechar cada visita del adolescente al centro de salud para realizar una evaluación integral y educar en prevención.

Se recomienda en el control sano de un adolescente tener un espacio de la entrevista a solas con él/ella, garantizándole la confidencialidad de este, a fin de poder indagar en conductas de riesgo tales como drogas, tabaco, alcohol, sexualidad, que pueden ser difíciles de tocar con los padres presentes y a la vez se va preparando al adolescente para que se haga responsable de su salud como adulto.

La OMS ha desarrollado un sistema para homogeneizar la entrevista del adolescente, de manera de asegurar un abordaje integral en esta etapa. Es la llamada ficha CLAP (Figura 7) que se aplica desde 1995 en Latinoamérica y su objetivo es mejorar la atención de los adolescentes. También permite desarrollar y evaluar programas de salud, realizar docencia e investigación. Esta ficha, que está desarrollada para jóvenes de entre 10 y 20 años de edad, debe ser llenada por un profesional de salud y su contenido es confidencial.

Anamnesis

1. *Alimentación:* La alimentación debe ser balanceada y saludable. Debe incluir 3 a 4 comidas principales, 4 lácteos y si es necesario 1 a 2 colaciones. Fomentar la ingesta de frutas, verduras, vegetales y lácteos, y el consumo de colaciones saludables.

   Preguntar por el volumen y número de comidas; cantidades semanales de legumbres, carnes rojas y pescados. Preguntar por la composición de los postres y el consumo de ensaladas. Poner énfasis en los hábitos de alimentación (horarios, no consumir alimentos frente a la televisión o al computador), y consumo de golosinas y alimentos entre comidas.

2. *Logros del desarrollo:* Durante esta etapa se busca y consolida la identidad (sexual, vocacional, filosofía y planes de vida). Hacia el final de esta etapa se debe lograr la autonomía de los jóvenes frente a sus padres.
3. *Hábitos y disciplina:*
   Preguntar por:
   - Cuántas horas duerme el adolescente por la noche, horarios para acostarse.
   - Hábitos de higiene, lavado de dientes.
   - Cantidad de horas frente a la televisión o computador y actividad física.
   - Tiempo destinado a las tareas y/o estudio.
   - ¿Tiene horarios y/o permisos para fiestas?
   - Uso y consumo de alcohol, tabaco, drogas y actividad sexual (preguntar una vez que el adolescente esté solo).
4. *Vacunas:* Preguntar si tiene calendario de vacunas completo y alguna vacuna extra PNI.
5. *Eventos familiares significativos:* Mudanzas, nuevas personas en el hogar, embarazos de la pareja, cambios en la situación económica, cambio de colegio, fallecimientos, separaciones, etc.
6. *Enfermedades desde el último control:* Morbilidades desde el control anterior o cuya resolución haya quedado pendiente. Especial énfasis en las enfermedades crónicas no transmisibles (obesidad, hipertensión arterial (HTA), dislipidemia) y enfermedades de transmisión sexual (ETS).
7. *Cuidador y escolaridad:* Preguntar si asiste al colegio, en qué nivel, qué rendimiento tiene, si existen dificultades para el aprendizaje, cómo es la relación con los pares y profesores. Preguntar quién se hace cargo del adolescente al salir de clases, si tiene algún cuidador o está solo. ¿Está el adolescente a cargo de otros niños?

Examen físico

Examen físico completo, recordando que en este periodo se hace patente la vergüenza a ser examinado. En general se debe tratar de examinarlo solo; sin embargo, se sugiere preguntar al adolescente si prefiere ser examinado solo o en compañía de sus padres. En caso de tratarse de adolescentes con algún grado de discapacidad, o muy tímidos, o si es un médico varón quien examina a una adolescente se debe examinar acompañado. Hay que explicar al adolescente en qué consiste el examen físico, darle espacio para plantear dudas respecto a su cuerpo y desarrollo, teniendo especial consideración en:

Antropometría: Evaluar peso y talla y determinar IMC (peso (kg)/talla^2(m)). Prestar especial atención a cambios bruscos de peso entre un control y otro, excesiva preocupación por la apariencia y peso actual y cómo se percibe el paciente, pues pueden ser signos que orienten a un trastorno de conducta alimentaria.

Desarrollo puberal: Evaluar desarrollo puberal, explicar la normalidad al adolescente y sus padres, y lo que debiese suceder de manera fisiológica en el periodo posterior al control.

Signos carenciales o de exceso: Recordar aparición de patologías tales como bulimia/anorexia.

Presión arterial: Medir la presión arterial en cada control. Se considerará hipertenso aquel adolescente que tenga presión arterial sistólica y/o diastólica ≥ al percentil 95 para su edad, sexo y talla, tomada al menos en tres ocasiones. Adolescentes con presión arterial ≥ 120/80 mmHg se consideran hipertensos.

Visión: Evaluar la aparición de vicios de refracción mediante la Tabla de Snellen y derivar a un especialista según resultados.

Dentadura: Revisar el estado de la dentadura y aparición de los primeros y segundos premolares, caninos y segundos molares. Reforzar la importancia de controles odontológicos y de aseo dental.

Piel: Presencia de acné y su severidad, signos de agresión, tatuajes y piercing.

Columna: Ver simetría, curvas y realizar Test de Adams en cada control, a fin de descartar escoliosis (Anexo 13).

Examen genital externo: Palpar testículos, revisar el normal desarrollo genital y la posible aparición de lesiones sugerentes de ETS.

En mujeres, educar y entrenar en autoexamen de mamas. Si tienen vida sexual activa, derivar para examen ginecológico y consejería en métodos anticonceptivos.

Diagnósticos

1) Nutricional: Diagnóstico Nutricional Integrado
2) Desarrollo puberal.
3) Morbilidad.
4) Psicosocial.

Indicaciones

1. *Alimentación:* Los requerimientos de los adolescentes dependen de los eventos normales que suceden en la pubertad. Este es un periodo anabólico, donde aumenta tanto el peso como la talla y se producen variaciones de la composición corporal. Producto de estos cambios, los hombres tienen más masa magra, más masa ósea y menos masa adiposa que las mujeres. La masa magra, al ser metabólicamente más activa, produce diferencias en cuanto a requerimientos entre hombres y mujeres. Se recomienda una ingesta calórica normal, con una proporción balanceada de nutrientes y disminuir la ingesta calórica en las comidas vespertinas y nocturnas. Se sugieren 3 a 4 comidas al día, sin saltarse el desayuno, y si es necesario se puede agregar 1 a 2 colaciones de baja densidad energética. Recomendar el consumo diario de 4 a 5 lácteos, 2 porciones de verduras, 3 frutas y 1,5 a 2 litros de agua. Fomentar el consumo de legumbres y pescados al menos dos veces por semana. Limitar el consumo de alimentos ricos en grasa y colesterol y con un alto contenido de sal o azúcar.
2. *Normas de crianza:* Establecer y comunicar límites y normas. Informar de las consecuencias en caso de quebrar las reglas.
3. *Guías anticipatorias:*
   a) Hábitos de higiene y cuidados: Aseo dental al menos 2 veces al día con pasta e hilo dental. Control odontológico cada 6 meses. Evitar el tabaco.
   b) Promoción de hábitos saludables: Realizar una actividad física al menos 3 veces por semana, limitar el uso de computador y televisión, dormir al menos 8 horas diarias.
   c) Prevención de accidentes: Incentivar uso de cinturón de seguridad en vehículos, uso de casco al andar en bicicleta, moto, patines o skate, aprender a nadar, no beber alcohol antes de practicar deportes, no manejar bajo efectos del alcohol (ver capítulo correspondiente), uso de bloqueador solar al exponerse al sol.
   d) Prevención del abuso de sustancias: Explicar los riesgos del consumo de alcohol, tabaco y drogas, evitar situaciones en las cuales haya disponibilidad de alcohol o drogas; si consume alcohol o drogas, informar acerca de los riesgos de estos y sobre la posibilidad de acceder a terapias para dejarlas.
   e) Sexualidad: Retrasar lo más posible el inicio de vida sexual activa. Si ya la inició o tiene pensado hacerlo, informar acerca de los métodos anticonceptivos disponibles y de los riesgos de vida sexual activa (no olvidar ETS).

f) Desarrollo puberal: Explicar cuáles son los cambios esperables entre el control actual y el próximo, y los márgenes de normalidad de estos.

4. *Screening:* Evaluar anualmente la visión con el test de Snellen y la presión arterial. Realizar audiometría en caso de sospechar de un problema auditivo, hematocrito/hemoglobina en caso de déficit nutricional y en adolescentes con menstruaciones abundantes, perfil lipídico en caso de obesidad o historia familiar de dislipidemias.

   Papanicolao (PAP) anual a todas las adolescentes sexualmente activas y estudio de ETS (sífilis, gonorrea, chlamydia) en caso de múltiples parejas sexuales, pareja con antecedente de ETS, historia previa de ETS.

   Test de VIH (con consejería y consentimiento) en caso de conductas de riesgo.

5. *Vacunas:* se pueden sugerir a los padres algunas vacunas extra PNI. Dentro de estas se encuentran:
   - Vacuna Hepatitis A: A aquellos adolescentes que no hayan sido vacunados previamente y que no hayan tenido la enfermedad. Se colocan 2 dosis separadas por al menos 6 meses, lo que otorga un 99% de seroprotección.
   - Vacuna Hepatitis B: En el Programa ampliado de inmunizaciones (PAI) desde 2005. Vacunar a todos los adolescentes que no la hayan recibido. Se colocan 3 dosis a los 0, 1 y 6 meses.
   - Vacuna Varicela: A aquellos adolescentes que no hayan presentado la enfermedad. Deben recibir 2 dosis de vacuna, con un intervalo de 1 a 2 meses.
   - Vacuna Virus Papiloma Humano: Desde los 11 años, a todas las adolescentes que no hayan sido vacunadas previamente. Según criterio del médico, podría colocarse desde los 9 años. Se colocan tres dosis al día 0, 1 y 6 meses después. Recalcar a la adolescente que una vez iniciada su vida sexual debe de todas maneras realizarse el PAP.

6. *Preguntas de los padres y al adolescente:* ¿Tienen alguna duda?, ¿algo que no haya quedado claro o que quieran preguntar a solas? Estimular al adolescente a volver al próximo control, y orientar en cuanto a dudas en la transición a los servicios de salud del adulto.

7. *Próximo control:* Se recomienda un control anual en la etapa de la adolescencia, o al menos uno en cada etapa de la adolescencia: temprana, media y tardía.

Figura 8: Ficha Clap

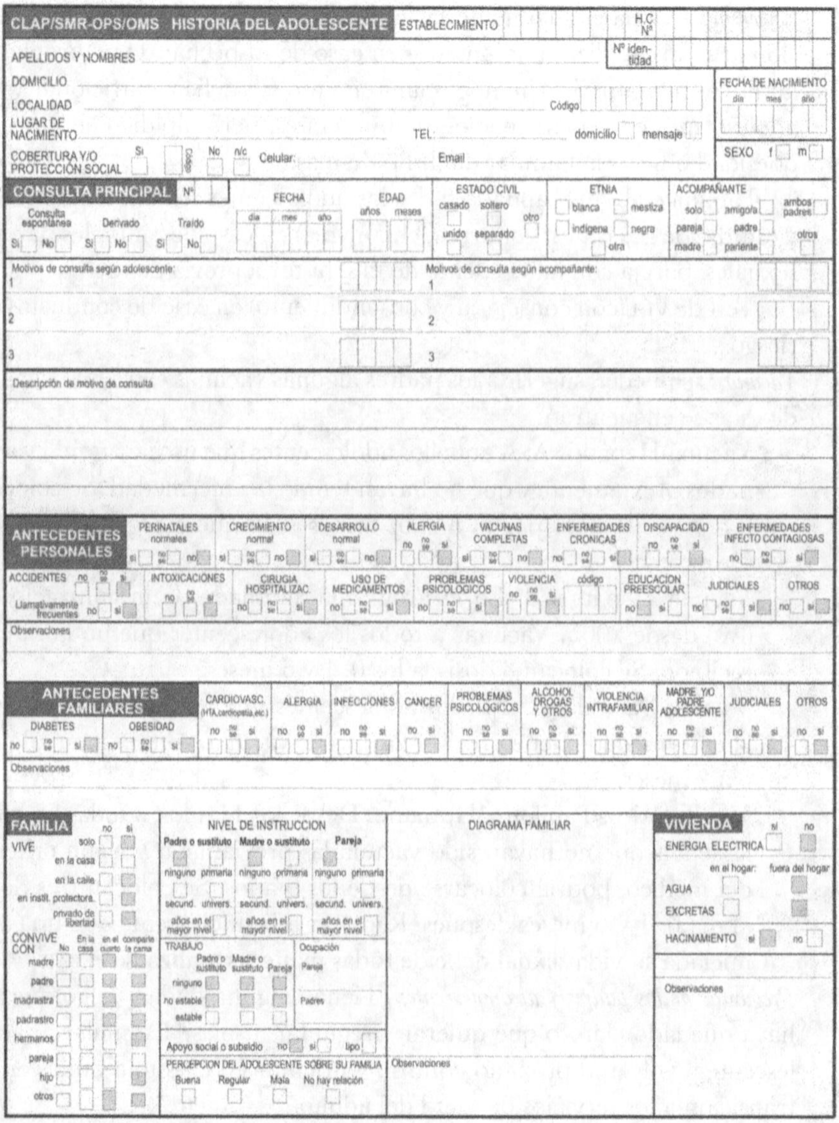

CLAP/SMR-OPS/OMS HISTORIA DEL ADOLESCENTE ESTABLECIMIENTO H.C Nº

APELLIDOS Y NOMBRES Nº identidad

DOMICILIO FECHA DE NACIMIENTO día mes año

LOCALIDAD Código

LUGAR DE NACIMIENTO TEL: domicilio mensaje

COBERTURA Y/O PROTECCIÓN SOCIAL Si Código No n/c Celular: Email SEXO f m

Este color significa ALERTA

CONSULTA PRINCIPAL Nº

Consulta espontánea Si No; Derivado Si No; Traído Si No

FECHA día mes año; EDAD años meses; ESTADO CIVIL casado soltero unido separado otro; ETNIA blanca mestiza indígena negra otra; ACOMPAÑANTE solo amigo/a ambos padres pareja padre madre pariente otros

Motivos de consulta según adolescente: 1 2 3

Motivos de consulta según acompañante: 1 2 3

Descripción de motivo de consulta

ANTECEDENTES PERSONALES

PERINATALES normales si no se no; CRECIMIENTO normal si no se no; DESARROLLO normal si no se no; ALERGIA no no se si; VACUNAS COMPLETAS si no se no; ENFERMEDADES CRONICAS no no se si; DISCAPACIDAD no no se si; ENFERMEDADES INFECTO CONTAGIOSAS no no se si

ACCIDENTES no no se si; Llamativamente frecuentes no si; INTOXICACIONES no no se si; CIRUGIA HOSPITALIZAC. no no se si; USO DE MEDICAMENTOS no no se si; PROBLEMAS PSICOLOGICOS no no se si; VIOLENCIA no no se si código; EDUCACION PREESCOLAR no si; JUDICIALES no no se si; OTROS no si

Observaciones

ANTECEDENTES FAMILIARES

DIABETES no no se si; OBESIDAD no no se si; CARDIOVASC. (HTA, cardiopatía, etc.) no no se si; ALERGIA no no se si; INFECCIONES no no se si; CANCER no si; PROBLEMAS PSICOLOGICOS no no se si; ALCOHOL DROGAS Y OTROS no no se si; VIOLENCIA INTRAFAMILIAR no no se si; MADRE Y/O PADRE ADOLESCENTE no no se si; JUDICIALES no no se si; OTROS no si

Observaciones

FAMILIA no si

VIVE solo, en la casa, en la calle, en instit. protectora, privado de libertad

CONVIVE CON No, En la casa, en el cuarto, comparte la cama: madre, padre, madrastra, padrastro, hermanos, pareja, hijo, otros

NIVEL DE INSTRUCCION Padre o sustituto, Madre o sustituto, Pareja: ninguno primaria secund. univers. años en el mayor nivel

TRABAJO Padre o sustituto, Madre o sustituto, Pareja: ninguno, no estable, estable

Ocupación Pareja Padres

Apoyo social o subsidio no si tipo

PERCEPCION DEL ADOLESCENTE SOBRE SU FAMILIA Buena Regular Mala No hay relación

DIAGRAMA FAMILIAR

Observaciones

VIVIENDA si no

ENERGIA ELECTRICA

en el hogar; fuera del hogar: AGUA, EXCRETAS

HACINAMIENTO si no

Observaciones

HDAESAVIA-08-10

Figura 1a. Anverso de la Historia del Adolescente (HdA). Este formulario contiene datos invariantes del adolescente (nombre, fecha de nacimiento, etc.) y datos recabados durante una Consulta Principal.

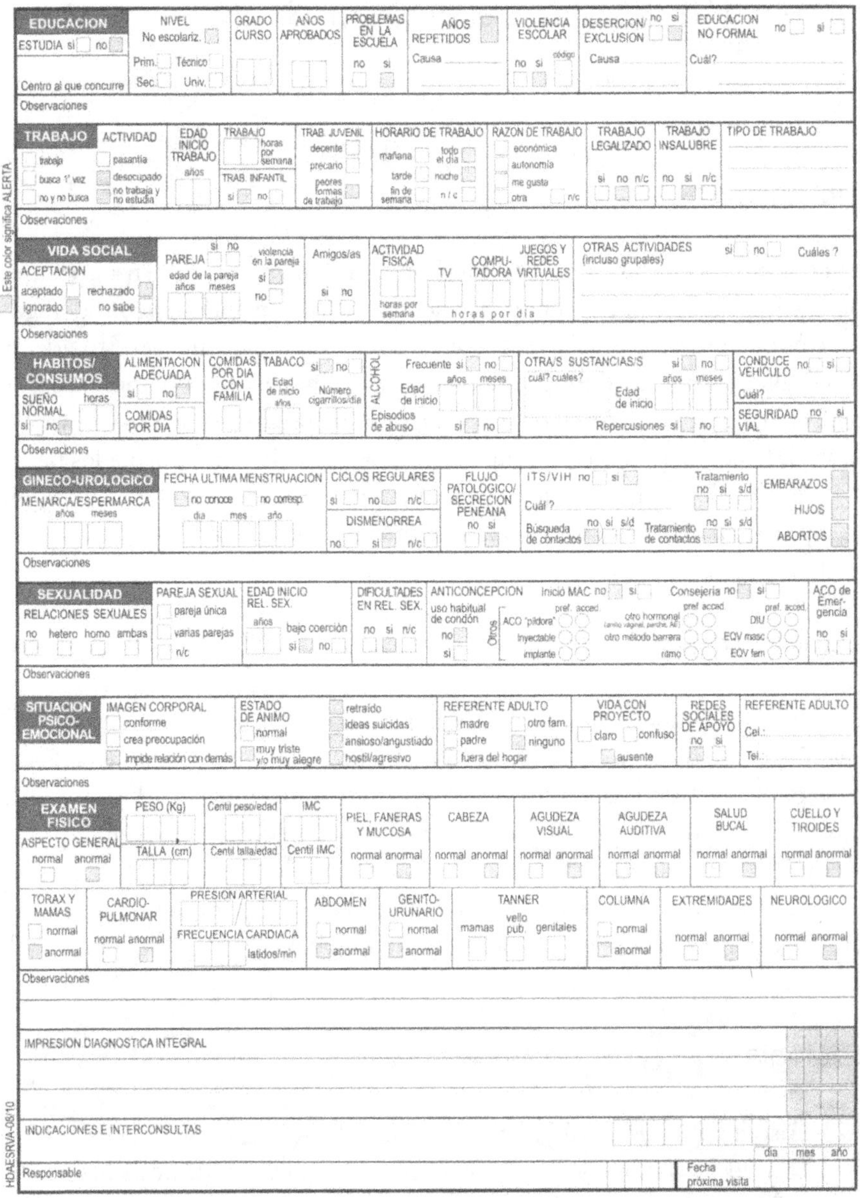

EDUCACION — ESTUDIA si no — Centro al que concurre — NIVEL: No escolariz., Prim., Técnico, Sec., Univ. — GRADO CURSO — AÑOS APROBADOS — PROBLEMAS EN LA ESCUELA no si — AÑOS REPETIDOS Causa — VIOLENCIA ESCOLAR no si código — DESERCION/EXCLUSION no si Causa — EDUCACION NO FORMAL no si Cuál?

Observaciones

TRABAJO — ACTIVIDAD: trabaja, busca 1ª vez, no y no busca, pasantía, desocupado, no trabaja y no estudia — EDAD INICIO TRABAJO años — TRABAJO horas por semana — TRAB. INFANTIL si no — TRAB. JUVENIL decente, precario, peores formas de trabajo — HORARIO DE TRABAJO mañana, tarde, fin de semana, todo el día, noche, n/c — RAZON DE TRABAJO económica, autonomía, me gusta, otra, n/c — TRABAJO LEGALIZADO si no n/c — TRABAJO INSALUBRE no si n/c — TIPO DE TRABAJO

Observaciones

VIDA SOCIAL — ACEPTACION: aceptado, rechazado, ignorado, no sabe — PAREJA si no, edad de la pareja años meses — violencia en la pareja si no — Amigos/as si no — ACTIVIDAD FISICA horas por semana — TV — COMPU-TADORA — JUEGOS Y REDES VIRTUALES horas por día — OTRAS ACTIVIDADES (incluso grupales) si no Cuáles ?

Observaciones

HABITOS/CONSUMOS — SUEÑO NORMAL si no, horas — ALIMENTACION ADECUADA si no — COMIDAS POR DIA — COMIDAS POR DIA CON FAMILIA — TABACO si no, Edad de inicio años, Número cigarrillos/día — ALCOHOL: Frecuente si no, Edad de inicio años meses, Episodios de abuso si no — OTRA/S SUSTANCIAS/S si no, cuál? cuáles?, Edad de inicio años meses, Repercusiones si no — CONDUCE VEHICULO no si, Cuál? — SEGURIDAD VIAL no si

Observaciones

GINECO-UROLOGICO — MENARCA/ESPERMARCA años meses — FECHA ULTIMA MENSTRUACION no conoce, no corresp., día mes año — CICLOS REGULARES si no n/c — DISMENORREA no si n/c — FLUJO PATOLOGICO/SECRECION PENEANA no si — ITS/VIH no si, Cuál ?, Búsqueda de contactos no si s/d — Tratamiento no si s/d — Tratamiento de contactos no si s/d — EMBARAZOS — HIJOS — ABORTOS

Observaciones

SEXUALIDAD — RELACIONES SEXUALES no hetero homo ambas — PAREJA SEXUAL pareja única, varias parejas, n/c — EDAD INICIO REL. SEX. años, bajo coerción si no — DIFICULTADES EN REL. SEX. no si n/c — ANTICONCEPCION: uso habitual de condón no si — Otros: ACO "píldora" pref. acced., inyectable, implante, otro hormonal (anillo vaginal, parche, AE), otro método barrera, ritmo, DIU, EQV masc, EQV fem — Inició MAC no si — Consejería no si — ACO de Emergencia no si

Observaciones

SITUACION PSICO-EMOCIONAL — IMAGEN CORPORAL: conforme, crea preocupación, impide relación con demás — ESTADO DE ANIMO: normal, muy triste y/o muy alegre, retraído, ideas suicidas, ansioso/angustiado, hostil/agresivo — REFERENTE ADULTO: madre, padre, fuera del hogar, otro fam., ninguno — VIDA CON PROYECTO: claro, confuso, ausente — REDES SOCIALES DE APOYO no si — REFERENTE ADULTO Cel.: Tel.:

Observaciones

EXAMEN FISICO — ASPECTO GENERAL normal anormal — PESO (Kg) — Centil peso/edad — IMC — TALLA (cm) — Centil talla/edad — Centil IMC — PIEL, FANERAS Y MUCOSA normal anormal — CABEZA normal anormal — AGUDEZA VISUAL normal anormal — AGUDEZA AUDITIVA normal anormal — SALUD BUCAL normal anormal — CUELLO Y TIROIDES normal anormal

TORAX Y MAMAS normal, anormal — CARDIO-PULMONAR normal anormal — PRESION ARTERIAL — FRECUENCIA CARDIACA latidos/min — ABDOMEN normal, anormal — GENITO-URINARIO normal, anormal — TANNER mamas, vello pub., genitales — COLUMNA normal, anormal — EXTREMIDADES normal anormal — NEUROLOGICO normal anormal

Observaciones

IMPRESION DIAGNOSTICA INTEGRAL

INDICACIONES E INTERCONSULTAS — día mes año

Responsable — Fecha próxima visita

Este color significa ALERTA

HDAESRVA-08/10

Figura 1b. Reverso de la Historia del Adolescente (HdA). Se completan aquí los datos de la Consulta Principal iniciada en el anverso. Notar los casilleros de color amarillo que indican posibles situaciones de riesgo aumentado.

Supervisión de salud del niño con Síndrome de Down

Dra. Soledad Villanueva

Introducción

El control sano de un niño con Síndrome de Down consiste en un examen pediátrico habitual, incluyendo las vacunas PNI, y teniendo en consideración las características particulares que veremos a continuación. Por esto además son evaluados por distintos profesionales en un manejo multidisciplinario y se realizan distintos exámenes de screening, ya que presentan una mayor morbi-mortalidad que el resto de los niños. También se debe dar apoyo a los padres y al resto de la familia, ya que es un niño con necesidades especiales, lo que influye, de una forma u otra, en la dinámica familiar.

Epidemiología

Es la cromosomopatía más frecuente y la mejor conocida, y también la causa más frecuente de retardo mental de origen genético. Su frecuencia es de uno en cada 800 a 1.000 recién nacidos vivos y aumenta con la edad materna. La mortalidad es de 75% in útero; 85% de los que nacen sobreviven el primer año y 50% vive más de 50 años.

La morbilidad está dada principalmente por alteraciones inmunológicas, obstrucción de vía aérea e inestabilidad atlantoaxial.

Etiología

- Trisomía 21 por no disyunción meiótica: 95%.
- Translocación: 3-4% (¾ translocaciones de novo, ¼ translocaciones familiares).
- Mosaicismo: 1-2%.

Características clínicas

Estado nutricional: Talla baja, tendencia a la obesidad. Se utilizan curvas especiales para la evaluación nutricional (Anexo 9).

Comportamiento: Espontáneo, apacible, alegre, tolerante. Más riesgo de hiperactividad y rasgos autistas.

Envejecimiento prematuro: Disminución del turgor cutáneo, caída prematura del cabello, hipogonadismo, cataratas, pérdida de audición, neoplasias, enfermedad vascular degenerativa, pérdida de habilidades adaptativas, mayor riesgo de Alzheimer.

Piel: Redundante en la región cervical, presencia de livedo reticularis, piel seca e hiperqueratósica.

Cabeza: Microcefalia, braquicefalia, occipital aplanado, cierre tardío de fontanelas, hipoplasia del maxilar, perfil facial plano.

Ojos: Almendrados (manchas de Brushfield), hendiduras palpebrales oblicuas, epicanto.

Orejas: Pequeñas, hélix displásico, conducto auditivo externo estrecho.

Nariz: Hueso nasal hipoplásico, puente nasal ancho.

Boca: Pequeña, lengua protruyente.

Dientes: Malformaciones dentales, anodontia parcial, microdontia, enfermedad periodontal.

Cuello: Corto, inestabilidad atlantoaxial (14%).

Tórax: Distancia intermamilar aumentada.

Corazón: Canal AV (43%), CIV (32%), CIA (10%).

Abdomen: Diástasis de rectos, hernia umbilical.

Gastrointestinal: Atresia o estenosis duodenal, enfermedad de Hirschprung, atresia esofágica con y sin fístula traqueoesofágica, ano imperforado, divertículo de Meckel, onfalocele, enfermedad celíaca (4-7%).

Nefrourológico: Malformaciones renales, hipospadia, micropene, criptorquidia.

Esqueleto: Hiperlaxitud articular.

Manos: Pequeñas y cuadradas, braquidactilia y clinodactilia por hipoplasia de la falange media del 5° dedo, surco palmar único.

Caderas: Enfermedad displásica.

Pies: Hendidura entre el primer y segundo ortejo con un aumento de la distancia entre ellos, pie plano laxo.

Endocrino: Hipotiroidismo congénito (1-6%) y adquirido (13-54%), diabetes, infertilidad en algunos casos.

Hematoncológico: Mayor riesgo de leucemia: LMA (megacariocítica) y LLA; reacciones leucemoides; desorden mieloproliferativo transitorio; bajo riesgo de tumores sólidos.

Neurológico: Retardo del DSM, retardo mental variable, hipotonía, trastorno de lenguaje, Síndrome convulsivo (5-10%, espasmos infantiles).

Inmunológico: Mayor riesgo de infecciones por alteraciones en inmunidad celular.

Otorrinolaringológico: Otitis media crónica, pérdida de audición, hipertrofia amigdalina y adenoidea (apnea obstructiva), estenosis de coanas.

Oftalmológico: Vicios de refracción (50%), estrabismo (44%), nistagmo (20%), blefaritis (33%), estenosis del conducto nasolagrimal, catarata congénita (3%) y adquirida (30-60%).

Diagnóstico prenatal

- Biopsia de vellosidad corial (8-11 semanas).
- Triple prueba en semana 15 a 18: alfafetoproteína, estradiol, gonadotrofina (Inhibina-A).
- Amniocentesis (14-18 semanas).
- Ecografía: precoz (11-13 semanas): translucencia nucal aumentada, ausencia del hueso nasal; a cualquier edad: retardo del crecimiento intrauterino (RCIU), ventriculomegalia cerebral, quistes del plexo coroideo, higromas quísticos, foco ecogénico intracardiaco, ecogenicidad intestinal aumentada, atresia duodenal (doble burbuja), pielectasia, húmero y/o fémur corto, ángulo de ala iliaca aumentado, clinodactilia e hipoplasia del quinto dedo, hendidura entre el 1° y 2° ortejo, cordón umbilical con 2 vasos.

Diagnóstico posnatal

Criterios de Hall (al menos 4 de los siguientes): Reflejo de Moro ausente o parcialmente ausente, hipotonía, hiperflexibilidad articular, perfil plano, exceso de piel en la parte posterior del cuello, fisura palpebral oblicua, pabellones auriculares redondos y pequeños, displasia de caderas, hipoplasia de la falange media del quinto dedo, presencia de surco de flexión palmar.

Cariograma: Si hay translocación, solicitar cariotipo a los padres.

Seguimiento

Periodo neonatal (nacimiento hasta 1 mes)

- Confirmar el diagnóstico y revisar cariotipo de los padres.
- Informar sobre manifestaciones clínicas.
- Evaluar problemas de alimentación, presencia de estrabismo, cataratas, nistagmo, déficit auditivo congénito con potenciales evocados auditivos o emisiones otoacústicas (nacimiento y 3 meses), anomalías cardiacas (evaluación por especialista y ecocardiograma), atresia duodenal, constipación (enfermedad de Hirschprung, hipotiroidismo), alteraciones hematológicas (hemograma), hipotiroidismo congénito, infecciones respiratorias.

GUÍAS ANTICIPATORIAS

Mayor susceptibilidad de infecciones respiratorias; disponibilidad y eficacia de intervenciones tempranas, estimulación precoz del DSM; disponibilidad y soporte de otras familias con niños con Sd Down; fortalezas del niño y experiencias familiares positivas; redes de apoyo; riesgo de recurrencia y consejo genético.

Periodo de 1 mes a 1 año

- Anamnesis y examen físico con énfasis en crecimiento y desarrollo.
- Evaluar riesgo de otitis media serosa (50-70%): si no se visualiza tímpano o se sospecha déficit auditivo, derivar a otorrino. Se debe realizar audiometría al año de vida.
- Evaluación oftalmológica a los 6 meses.
- Evaluar screening tiroideo. Repetir a los 6 y 12 meses.
- Vacunación según esquema PNI.
- Evaluar administración de vacunas extra PNI.

GUÍAS ANTICIPATORIAS

Evaluar crecimiento y desarrollo; estimular DSM; disponibilidad de grupos de apoyo; estado emocional de los padres y relaciones intrafamiliares; educar y apoyar a los hermanos; evaluar comprensión del riesgo de recurrencia y disponibilidad de diagnóstico prenatal.

Periodo de 1 a 5 años

- Anamnesis y examen físico con énfasis en el crecimiento y desarrollo.
- Reevaluar riesgo de otitis media serosa. Realizar audiometría cada 6 meses.
- Reevaluar visión, derivar al oftalmólogo cada 2 años.
- Entre los 3 y 5 años, solicitar radiografía cervical.
- Solicitar *screening* tiroideo anual.
- Presencia de apnea obstructiva del sueño.
- Vacunación según esquema PNI.
- Evaluar administración de vacunas extra PNI.

Guías anticipatorias

Intervención temprana: terapia física, terapia ocupacional, lenguaje, plantear ingreso a colegio; planificación familiar; estimular el establecimiento de buenos hábitos alimentarios y ejercicio físico para prevenir obesidad.

Periodo de 5 a 13 años

- Anamnesis y examen físico con énfasis en el crecimiento y desarrollo.
- Audiometría anual.
- Evaluación oftalmológica anual.
- Screening tiroideo anual.
- Alteraciones cutáneas.
- Apnea obstructiva del sueño.
- Vacunación según esquema PNI.
- Evaluar administración de vacunas extra PNI.

Guías anticipatorias

Revisar el desarrollo del(la) niño(a) y su situación escolar; socialización, situación familiar, relaciones interpersonales; habilidades sociales, autoayuda, desarrollo físico y sexual, ciclo menstrual, fertilidad, anticoncepción; evaluación ginecológica.

Periodo de 13 a 21 años o más

- Anamnesis y examen físico con énfasis en el crecimiento y desarrollo.
- Hemograma y función tiroidea.

Tabla 7. Guía de actividades preventivas en niños con Síndrome de Down

Actividad	Prenatal	RN - 2 m	2 m a 4 m	6 m a 12 m	18 meses	2 a 4 años	5 a 6 años	7 a 9 años	10-12 años	13-14 años	15-16 años
Diagnóstico	X	X									
Visita, educar y tranquilizar a los padres	X	X									
Cariotipo	X	X									
Consejo genético	X	X									
Educación preventiva	X	X	X	X	X	X	X	X	X	X	X
Apoyo familiar, tutela de cuidados y habilidades paternas	X	X	X	X	X	X	X	X	X	X	X
Evaluación y estimulación de desarrollo psicomotor		Intervención precoz	X	X	X	X	X	X	X	X	X
Evaluación cardiológica		Ecocardio							X	X	
Evaluación auditiva		BERA y EOA	X	X	X	X	X	X	X	X	X
Evaluación oftalmológica		Rojo pupilar		X		X	X	X	X	X	X
Evaluación endocrina, TSH, T4		X	X	X		X	X	X	Ac antitiroideos	X	X
Crecimiento y nutrición		X	X	X	X	X	X	X	X	X	X
Evaluación bucodental						X	X	X	X	X	X
Screening enfermedad celiaca						Ac antitransglutaminasa (3 a 4 a) Repetir c/2-3 años si son (-)				X	X
Traumatológico, inestabilidad atlanto-axoidea						Rx cervical			Si es deportista o previo a anestesia general		
Discutir sexualidad										X X	X

M = meses

- Evaluación ORL y oftalmológica anual.
- Cuidado de la piel.

Guías anticipatorias

Transición hacia la adultez; entrenamiento vocacional; sexualidad y socialización; opciones de vida independiente, trabajo; transferencia a salud del adulto.

Beneficios legales

Decreto Ley 869, pensión por discapacidad desde el nacimiento para beneficiarios, se tramita a nivel Municipal. Si tiene previsión corresponde doble asignación familiar, se tramita en el trabajo.

Decreto Ley 19.284, carnet de discapacidad; para beneficios en entidades públicas, se tramita en COMPIN (Tabla 7).

Supervisión de salud en niños de pretérmino

DR. MARCELO JODORKOVSKY
DRA. FRANCISCA RODRÍGUEZ

Los Recién Nacidos de Pretérmino (RNPT) son un grupo vulnerable, por lo que requieren un seguimiento y controles especiales para disminuir la morbilidad asociada a su condición y favorecer su desarrollo con el máximo de sus potencialidades. En niños < a 32 semanas y/o < 1.500 gramos estos controles se realizan en el policlínico de seguimiento de prematuros dependiente de la unidad de neonatología de donde fueron dados de alta, además de los controles de salud a nivel primario. Los prematuros de mayor edad gestacional y peso de nacimiento se controlan en el policlínico habitual.

En niños prematuros los controles se realizan según *"edad corregida"* hasta los 2 años. El cálculo de la edad corregida se efectúa de la siguiente manera:

Factor de corrección = fecha de 40 semanas - fecha de nacimiento.

Edad corregida = edad cronológica – factor de corrección.

Además de las actividades de control sano ya descritas en capítulos anteriores, en este grupo de pacientes hay que poner énfasis en los aspectos que se describen a continuación:

1. Nutricion

En cada control se debe realizar evaluación nutricional, en base a la edad gestacional corregida (EGC) hasta el año en RNPT con peso de nacimiento entre 1.500 y 2.500 grs, y hasta los 2 años en RNPT con menos de 1.500 gramos al nacer, utilizando como guía la Curva de Crecimiento Intrauterino (Juez) o las actuales tablas antropométricas para recién nacidos (Rama de Neonatología SOCHIPE 2010) hasta las 40 semanas, y posteriormente las curvas OMS.

Requerimientos nutricionales

- Calóricos: 120 a 130 Cal/kg/día.
- Proteicos: 3 a 3,5 gr/kg/día, 10 a 15% de las calorías totales.

Suplementos

- Vitaminas ACD 400 UI Vitamina D al día desde los 15 días de vida hasta el año.
- Hierro 2 a 4 mg/kg/día (máximo 15 mg/día) recomendado actualmente desde el mes de vida y/o desde 4 semanas posterior a última transfusión de glóbulos rojos recibida, hasta el año de EGC.
- Zinc 0,5 mg/kg/día (máximo 5 mg/día) solo en el caso de estar recibiendo leche materna exclusiva (ya que la fórmula especial para prematuros cubre los requerimientos de zinc), debiendo mantenerse hasta el inicio de la alimentación sólida.

Programa de Alimentación Complementaria (PNAC)

El PNAC del MINSAL entrega a través de los consultorios de atención primaria, leches especiales para prematuros nacidos < 32 semanas y/o < 1.500 grs, que aportan los requerimientos calóricos y de micronutrientes apropiados, y que se usarán como complemento a la lactancia materna cuando esta sea insuficiente o no sea posible. Los prematuros con peso de nacimiento menor a 1.000 grs y/o portadores de displasia broncopulmonar reciben esta fórmula para prematuros hasta cumplido el año de EGC, mientras que los nacidos entre 1.000-1.500 grs y sin displasia broncopulmonar lo hacen hasta los 6 meses de EGC, recibiendo posteriormente fórmula de continuación para RN de término hasta el año.

Alimentación sólida

La introducción de alimentación sólida debe efectuarse en los prematuros entre el cuarto y sexto mes de edad corregida.

2. Vacunas

Las vacunas del PNI se administran según edad cronológica, excepto la vacuna BCG que se coloca cuando el RNPT alcanza los 2 kg de peso, previo a ser dado de alta de la unidad de neonatología.

En caso de estar hospitalizado a los 2 meses de edad cronológica, la vacuna polio oral se reemplaza idealmente por la vacuna polio IM (Salk) si está disponible, o se difiere la vacuna oral para ser administrada con posterioridad al alta.

En RNPT < 32 semanas y/o < 1.500 gramos, especialmente aquellos con displasia broncopulmonar (DBP), se recomienda la administración mensual de anticuerpos monoclonales (Palivizumab) en periodo invernal con alta prevalencia de VRS. Esta recomendación se aplica hasta los 2 años en el caso de RNPT con peso de nacimiento < 1.000 grs y portadores de DBP, y hasta el año de vida en los RNPT con peso de nacimiento entre 1.000 y 1.500 grs. sin displasia. Actualmente el MINSAL está financiando la administración de Palivizumab a todo RNPT con peso de nacimiento < 1.500 grs y/o < 32 semanas que sea portador de DBP oxígeno-dependiente, en los meses de invierno durante el primer año de vida.

Debe administrarse la vacuna antineumocócica conjugada según calendario PNI de acuerdo con su edad cronológica. Desde el año 2014, además, está indicada una dosis extra de vacuna antineumocócica a los 6 meses de edad.

La vacuna antiinfluenza está recomendada anualmente previo al periodo invernal, entre los 6 y los 24 meses de edad cronológica, prolongándose su indicación hasta los 5 años en niños con daño pulmonar crónico o asma. Se recomienda además vacunar con vacuna antiinfluenza a todos los contactos intradomiciliarios para disminuir la probabilidad de contagio del RNPT.

3. Prevención y manejo de las complicaciones de los prematuros

a) Ostopenia del prematuro

Se debe asegurar un aporte apropiado de calcio y fósforo, el cual se logra suplementando la leche materna mediante fortificantes (durante la estadía del prematuro en la unidad de neonatología) y/o recibiendo fórmula láctea especial para prematuros.

Para el seguimiento se realiza control de fosfatasas alcalinas, calcio y fósforo al mes y 3 meses de EGC, dependiendo de los valores de fosfatasas alcalinas obtenidos al momento del alta de la unidad de neonatología. En caso de osteopenia en prematuros alimentados con leche materna exclusiva posterior al alta de neonatología, se puede suplementar con aporte de calcio y fósforo vía oral.

b) Anemia del prematuro

Se realiza profilaxis con hierro según lo estipulado en punto 1 (suplementos).

Se controla hematocrito, hemoglobina y reticulocitos al mes, 3 y 6 meses y al año de EGC. En caso de anemia ferropriva se trata con hierro 5-6 mg/k/día por 6 a12 meses según la respuesta.

c) Neurológicas

Se realiza una evaluación neurológica a las 40 semanas, 3, 6, 12 y 24 meses de EGC, luego a los 4 y 7 años.

En cada control de salud se realiza una evaluación del desarrollo psicomotor, según EGC hasta los 2,5 años y posteriormente según edad cronológica.

Dentro de las complicaciones neurológicas se encuentran: alteraciones transitorias del tono y/o postura (40 a 80%), alteraciones neurológicas severas (10 a 25%); parálisis cerebral, retardo mental, hidrocefalia, ceguera o sordera. Estos niños también presentan mayor riesgo de alteraciones conductuales y déficit atencional en edad escolar.

d) Secuelas respiratorias

La principal secuela respiratoria de la prematurez es la displasia broncopulmonar, cuya incidencia fluctúa entre un 20 y un 35% en RNPT < 1.500 grs, alcanzando un 60% en los < 1.000 grs al nacer. La oxigenodependencia al alta se presenta en un 5-9% de los casos, ingresando estos pacientes al programa ministerial de oxígeno domiciliario.

Estos pacientes son especialmente vulnerables a infecciones respiratorias agudas en periodo invernal, por lo que en ellos se debe extremar las medidas preventivas (evitar exposición a tabaco, evitar contacto con personas enfermas, evitar hacinamiento y acudir a lugares concurridos, evitar sala-cuna), administrar vacuna antigripal a todos los miembros de la familia y al propio prematuro a partir de los 6 meses de vida.

En estos pacientes es recomendable el uso de anticuerpos monoclonales para VRS (Palivizumab) en forma mensual durante el periodo invernal de alta prevalencia de VRS, en el primer año e idealmente hasta cumplir los 2 años de vida.

Desde el punto de vista nutricional, los prematuros < 1.500 grs y/o < 32 semanas, portadores de DBP, reciben fórmula láctea especial para prematuros hasta el año de vida.

e) Secuelas visuales

La principal secuela visual de la prematurez es la retinopatía del prematuro. El Plan AUGE contempla efectuar fondo de ojo por un oftalmólogo a todo prematuro < 32 semanas y/o < 1.500 gramos, y a los RNPT de peso mayor con factores de riesgo de retinopatía (curso clínico inestable, transfusiones sanguíneas repetidas, sepsis, terapia de oxígeno prolongada). Este fondo de ojo se debe realizar a las 4 semanas de vida y no antes de las 31 semanas de EG. Según el diagnóstico se realizará tratamiento y controles posteriores.

Se debe hacer control oftalmológico cada 1 a 2 años aunque se descarte retinopatía, debido a que cerca de un 80% puede desarrollar miopía y entre el 23 y 47% desarrolla estrabismo.

f) Secuelas auditivas

La incidencia de hipoacusia severa en RNPT < 1.500 grs es 1-3%, más de 10 veces mayor que en los RN de término. El diagnóstico debe efectuarse precozmente para iniciar un tratamiento oportuno y evitar retraso en el desarrollo del lenguaje.

El Plan AUGE contempla la realización de potenciales evocados auditivos automatizados de tronco cerebral a todo RNPT < 32 semanas y/o < 1.500 grs, previo al alta de la unidad de neonatología, y en caso de sospecha de hipoacusia (screening auditivo alterado en forma repetida) el paciente es derivado a otorrinolaringólogo para confirmación diagnóstica e inicio de tratamiento (audífono y eventualmente implante coclear) y terapia de rehabilitación.

Tercera Parte
Puericultura

Manejo de la fiebre

DRA. PAULA GUZMÁN

Fiebre es la elevación de la temperatura corporal a valores ≥ a 38°C rectal, lo cual corresponde a una temperatura aproximada de 37,5°C axilar, debida a un cambio en el set point hipotalámico. Generalmente es producida por cuadros infecciosos, aunque se debe considerar que existen otras causas de aumento de la temperatura corporal, como sobreabrigo, ejercicio, insolación o aumento del metabolismo.

La temperatura varía a lo largo del día, los valores más bajos se obtienen entre las 2:00 y las 6:00 hrs y los más altos entre las 17:00 y las 19:00 hrs, diferencias que tienden a persistir durante las enfermedades.

Es importante enseñar a los padres, en el primer control, a tomar en forma correcta la temperatura, considerando que esta medición varía según el sitio en que se tome: rectal, axilar, inguinal, en boca u oído, y también según el tipo de termómetro: de mercurio, digital, en chupete u ótico. Lo más preciso es la toma rectal con termómetro de mercurio. Se debe colocar el termómetro de 3 a 5 minutos en la región axilar o inguinal (con la precaución de secar la transpiración antes de colocarlo); y 1 a 2 minutos en la región rectal u oral (mayores de 5 años que cooperen).

Numerosos cuadros clínicos son capaces de provocar fiebre, por lo que es importante la evaluación médica con el fin de pesquisar y tratar la enfermedad que probablemente cause la fiebre, así como para evaluar el estado general del niño. En el manejo de la fiebre debemos considerar: 1) Identificar la causa. 2) Tratar la causa. 3) Recordar que la mayoría de las causas son infecciosas, sobre todo virales. 4) Tratar sintomáticamente la fiebre alta. 5) Controlar al paciente cuando la etiología no es clara.

Tratamiento

Medidas físicas: Paños empapados o baños de agua tibia (no fría). Desabrigar al niño.

Tratamiento con antipiréticos: Permiten el reajuste térmico a nivel del hipotálamo, disminuyendo la temperatura a través de la transpiración y vasodilatación. Debe ser indicado por el médico para evitar efectos no deseados y ajustar la dosis según el peso y la edad. Los fármacos más recomendados en pediatría son el Paracetamol y el Ibuprofeno, con un efecto máximo entre los 30 y 60 minutos, y entre 1 y 2 horas respectivamente.

Es importante recomendar a los padres mantener una adecuada hidratación y alimentación en el niño, vigilar su evolución y consultar de inmediato si presenta alguna complicación o si la fiebre se mantiene por más de 3 días a pesar del tratamiento.

El sueño en los niños

DRA. MARÍA JOSÉ PÉREZ

Durante el sueño ocurren fenómenos fisiológicos que permiten el normal funcionamiento del organismo, como por ejemplo la secreción de la hormona del crecimiento, por lo que es muy importante que los niños duerman una cantidad de horas adecuada y que el sueño sea reparador.

Las horas de sueño dependen de la edad y también hay variaciones individuales. Los recién nacidos duermen 16-18 horas diarias, con despertares cada 3-4 horas. Desde los 3 meses disminuye a 15 horas diarias, con unas 3 siestas y después de esta edad hay un claro predominio del sueño más prolongado y continuo en la noche. A los 6 meses duermen 13,5 horas con 2 siestas al día. A los 2 años la mayoría tiene una siesta y ya deberían tener un horario y rutina para dormir. Los preescolares duermen 10-12 horas, los escolares 9-12 horas y los adolescentes requieren 8-9 horas de sueño al día.

Los recién nacidos y lactantes pequeños deben dormir en su cuna, de espaldas, sin almohadas, ni juguetes ni otros elementos que puedan asfixiarlos.

La pieza debe tener una temperatura adecuada y debe ser oscura y silenciosa. Evitar el exceso de calor.

Antes de acostarse se puede hacer una rutina para relajarlos: luces bajas, música tranquila, un rico baño con agua caliente, para que vaya creando un hábito del buen dormir. La rutina le permite anticipar que viene la hora de dormir.

Si presenta angustia de separación y no se quiere ir a dormir, puede ayudar un "tuto" u osito. El niño debe aprender a dormir solo (no acostarse con él).

Si se despierta durante la noche, realizar movimientos suaves, hablarle despacio y no prender luces. Esto ayuda a que entienda que es hora de dormir y no de jugar. Se puede consolar o acomodar, pero no jugar con él, no sacarlo de la cama, no darle líquidos ni leche, ni acostarse con él ni pasarlo a la cama de los padres.

El horario de acostarse y levantarse debería mantenerse constante.

En niños mayores es bueno que los padres realicen actividades con ellos; esto los ayudará a tener un buen sueño durante la noche. Acostarlo en su cama y acompañarlo hablándole o contándole un cuento.

Debe recibir su última comida antes de acostarse (evitar la leche en la cama). No debe recibir exceso de líquidos y debe orinar antes de acostarse. Evitar bebidas cola, te o café en la noche.

Evitar actividades estimulantes antes de dormir: ejercicio, TV, computador.

Controlar las siestas, evitar siestas prolongadas o cercanas a la hora de dormir, ya que harán más difícil que el niño se duerma.

Si presenta pesadillas o terrores nocturnos se debe tranquilizar y dar seguridad al niño, ayudarlo a conciliar nuevamente el sueño y, en caso necesario, consultar a un especialista.

Masajes en los lactantes

DRA. PAULA GUZMÁN

En ciertas culturas los masajes constituyen un aspecto fundamental en el cuidado de los niños. Sin embargo, en occidente sus ventajas recién han comenzado a valorarse en los últimos años. Los beneficios físicos y emocionales son muchos, tanto para los hijos como para los padres.

Se puede realizar masajes a cualquier niño, desde el nacimiento hasta la infancia. Se recomienda hacerlo siempre en un ambiente tranquilo, temperado y con luz adecuada. Conversar con el niño siempre, revisando si se está sintiendo cómodo. Se recomienda adaptarlo a la rutina diaria, por ejemplo después del baño. No debe hacerse cuando el bebé tenga hambre o esté durmiendo, tampoco inmediatamente después de comer; y si llora o está inquieto no se debe insistir.

Técnica

Usar un aceite vegetal puro o vaselina, evitando aquellos que contengan aditivos o perfumes, idealmente semidesnudo. Los movimientos se realizan en forma suave y relajada poniendo atención a que sean con suavidad más que preocuparse de la técnica. Mantener el contacto visual y hablarle suavemente, atento a señales de alerta para detenerse si es necesario. Comenzar por las piernas y pies, llevando la pierna hacia arriba y abajo. Con el pulgar hacer masajes circulares en los pies, pantorrillas y muslos, mientras con la otra mano se sostiene el pie. Hacer lo mismo en los brazos. Masajear el abdomen con la palma realizando movimientos en sentido horario. Con una mano a cada lado de la columna deslizarlas hacia los hombros y bajar por los costados hasta los glúteos, repitiendo varias veces. La cara puede masajearse con los pulgares, desde la zona media hacia los costados. Si se sospecha que hay acumulación de gases, acostarlo de espaldas, tomar sus piernas, doblarlas y empujarlas suavemente en dirección al estómago. Repetirlo varias veces.

Beneficios

1. Alivia molestias habituales como cólicos, estreñimiento, dolores dentales.
2. Disminuye el estrés; se cree que podría fortalecer el sistema inmune.
3. Favorecería la capacidad de percibir estímulos.
4. Favorecería un mejor desarrollo neurológico.
5. Mejora el vínculo madre-hijo, permitiendo reconocer diferentes tipos de llanto, lo que aumenta la autoestima materna y favorece el cuidado del bebé.
6. Mejora el tono vagal, mediante la estimulación táctil, lo que aumenta la motilidad gástrica, favoreciendo la digestión.
7. Efecto analgésico, relajante y sensación de bienestar.
8. Favorece periodos de alerta más prolongados en el bebé.
9. Mejora los patrones de sueño, descanso y calma.
10. Mejora el drenaje linfático y promueve liberación de endorfinas.

Qué hacer frente a una pataleta

DRA. PAULA GUZMÁN

Las pataletas son una reacción normal del niño ante una negativa a una petición o acción que desea realizar. El niño puede tener un sinnúmero de reacciones: tirarse al suelo, agredir a los padres, tirarse el pelo, correr hacia el patio, etc. Este tipo de conducta se presenta de manera frecuente entre los 18 meses y 3 años, y es la forma que tiene el niño para expresar su frustración o su descontento frente a un deseo no cumplido, a una edad donde no posee aún el desarrollo cognitivo y afectivo para expresar de una mejor manera lo que le pasa. Gradualmente el niño, en su experiencia y relación con los demás, desarrollará una mejor tolerancia a la frustración, y adquirirá habilidades para comprender y expresar lo que le ocurre, con lo cual se espera que las pataletas vayan disminuyendo poco a poco su intensidad y frecuencia.

Debido a esto, para evitar que las pataletas causen un problema familiar y que se perpetúen en el tiempo hay que educar a los padres en el manejo de estas. Algunas recomendaciones para los padres son:

- Deben reconocer el derecho de su hijo a estar molesto, y saber que su rol es enseñarle a expresarse más adecuadamente y tolerar la frustración.
- De ninguna manera debe darse al niño lo que quiere en ese momento, aunque ello termine la pataleta, ya que el menor aprenderá que esta es una forma efectiva de conseguir lo que quiere (refuerzo positivo).
- Permanecer tranquilo: Gritarle o zamarrearlo aumenta el problema en vez de calmarlo. Uno debe dar el ejemplo al niño, conteniéndose.
- Pensar antes de actuar. Tomarse un par de segundos y pensar cómo reaccionar. Dentro de las alternativas posibles, existen tres formas diferentes de actuar:
  - Distraerlo: Cambiarle el objeto de atención, ofrecerle otra cosa en vez. Esta técnica funciona bien con los menores.
  - Apartarlo: Llevárselo a un lugar más tranquilo para calmarlo. Por ejemplo, a su pieza si está en la casa, o a su auto si anda fuera. Evitar hablarle para que entre en razón cuando está gritando, porque no resulta. Se debe esperar a que se calme.
  - Ignorarlo. Algunos niños hacen pataletas para lograr atención, por lo tanto se debe ignorar la rabieta y seguir con lo que se estaba hacien-

do. Si es muy pequeño, se puede quedar en el mismo lugar haciendo otra cosa para que además no se sume abandono a la sensación de frustración que tiene el niño en ese momento.

Sin embargo, existen algunos niños que tienen pataletas y que provocan un gran problema en el entorno familiar y también en el desarrollo social del propio niño. Algunos signos de alarma que hay que tener presentes son:

- La edad del niño: mientras más grande menos esperables son las pataletas.
- La frecuencia y la intensidad de la rabieta: de vez en cuando es esperable una pataleta, de intensidad baja o media, pero no que estas sean muy a menudo y muy intensas.
- La relación de las pataletas con la situación que las provocó: el niño se frustra en distintas intensidades, y la rabieta debería reflejar eso. Un niño que hace pataletas frente a cualquier situación, y a veces de la nada, no es adecuado.

En resumen, hay que preocuparse cuando las pataletas ocurren en niños mayores, son muy intensas, no guardan relación con la situación que las provocó e implican conductas de agresión del niño hacia sí mismo.

Control de esfínteres: dejando los pañales

Dra. Paula Guzmán

Entre los 18 meses y los 3 años se produce la maduración de los centros nerviosos cerebrales, de manera que entre los 2 y los 4 años la mayoría de los niños pueden controlar adecuadamente ambos esfínteres. Pueden comenzar a avisar su deseo, siendo capaces de retrasar el momento de la micción o defecación, y de hacerlo en el momento y lugar deseados. Pero esta "habilidad" debe ser aprendida por el niño.

Se recomienda comenzar el entrenamiento para ir al baño después de los 2 años, aunque es normal que algunos niños lo logren cerca de los 4 años de edad. Hay signos que indican que el niño está listo para comenzar a dejar los pañales:

- Tiene evacuaciones a una hora bastante previsible. Se da cuenta de lo que significa "hacer pipí" y "caca".
- Puede mantenerse seco al menos 2 horas.
- Puede bajarse y subirse los pantalones. Puede caminar por sí solo hacia la bacinica o wc y sentarse en estos.
- Muestra interés en el baño y en lo que otras personas hacen en este. El niño debe ver cómo lo hacen los mayores (niños y adultos).
- Sabe lo que significa mojado /seco.
- Responde a los elogios y quiere complacer a sus padres.

Recomendaciones a los padres

Deben ser pacientes y perseverantes, e ir paso a paso. Mantener la rutina y el orden. Una vez que se logra retirar el pañal no volver a ponérselo, independientemente que haya que cambiarlo continuamente.

Idealmente se debe comenzar con el entrenamiento después de los 2 años.

El aprender a controlar el esfínter diurno puede demorar hasta 4 o 6 meses; cada niño tiene su ritmo biológico.

Sentarlo en la bacinica o wc cada 2-3 horas, o cuando se sospeche que está por mojarse. No sentarlo más de 10 minutos. A los niños, enseñarles primero a orinar sentados, ya que se confunden al orinar de pie y defecar sentados. Si se sienta en el baño, poner un piso para que los pies no queden colgando y un adaptador para el tamaño del wc.

Felicitarlos cada vez que orinen o defequen en la bacinica o wc.

Una vez que el niño esté orinando en la bacinica se le explica que no se le pondrá más pañales durante el día, y se le sacan.

Lo normal es que el niño evacue 1-3 veces al día; los padres deben conocer su ritmo y horario para facilitar la formación del hábito.

Una vez que se consigue control de día, se comienza a retirar el pañal de la noche.

Es importante acostumbrar a los niños a orinar antes de acostarse.

Despertarlo al principio de la noche para que orine, y temprano en la mañana.

Evitar la ingesta de líquidos después de las 19:00 hrs.

Luego de lograr el control de esfínter, educar sobre el uso adecuado del wc:

- subir y bajar la tapa antes y después de su uso;
- cerrar la puerta del baño si lo está utilizando;
- orinar o defecar sin mojarse o mancharse;
- cortar papel higiénico, aprender a limpiarse y tirar el papel;
- tirar la cadena;
- antes de salir del baño lavarse las manos.

Nunca se debe

- Tener prisa. Cada niño madura a su ritmo; presionarlo solo llevará a frustración y dificultades.
- Amenazarlo, gritarle o castigarlo si no logra el control de esfínteres.
- Ridiculizarlo en público, con sus hermanos, o compararlo con otros niños.
- Forzarlo a usar el wc (miedo a caerse).

La llegada de un nuevo hermano

Dra. María José Pérez

Un nuevo niño trae alegría, pero pone a prueba a la familia. Los padres están emocionados y nerviosos sobre cómo reaccionarán los niños mayores a este recién nacido. Aparecen múltiples preguntas: ¿Cómo contarles que van a tener un hermano? ¿Se pondrán celosos? ¿Cómo ayudarlos? Los niños de distintas edades reaccionarán de distinta manera frente a la llegada del nuevo hermano, y saber qué esperar de cada grupo etario hará más fácil manejar los cambios dentro de la familia.

Niños de 1 a 2 años

A esta edad no van a entender lo que significa tener un nuevo hermano o hermana. Sin embargo se les debe hablar del nuevo bebé para que compartan la emoción de los padres. Puede que no entiendan por qué están emocionados, pero la actitud de los padres los contagiará y hará que se emocionen también.

Hay que recordar a los padres que probablemente no van a poder satisfacer las necesidades de ambos niños en todo momento, especialmente por sí solos, por lo que deben buscar ayuda en la pareja, familia o amigos.

Otras ideas para preparar la llegada de un nuevo hermano en niños muy pequeños son:

- Mirar libros sobre bebés; que el niño se familiarice con las palabras "hermano", "hermana" y "bebé/guagua".
- Cuando llegue el nuevo bebé tratar de hacer algo especial con el hermano mayor para reafirmarle que siempre es y será querido. Algunas ideas pueden ser darle un regalo especial, dejarlo pasar un tiempo a solas con su papá, abuela u otro adulto especial o llevarlo a algún lugar especial.

Niños de 2 a 4 años

A esta edad los niños están muy apegados a sus padres y no entienden cómo compartirlos con otros. El niño puede ser muy sensible a los cambios y puede sentirse amenazado con la idea de un nuevo miembro en la familia.

Recomendar a los padres que esperen un tiempo antes de contarle sobre la llegada del bebé, pero que lo hagan antes de empezar a comprar muebles o ropa, o que él empiece a preguntar por "la guatita" y evitar que se entere por terceros.

Hay que ser honesto con el niño. Explicarle que el bebé será tierno, pero también llorará y necesitará del tiempo y atención de los padres. Hay que asegurarse de que entienda que va a pasar un tiempo antes de que pueda jugar con el nuevo hermano. Los padres deben reafirmarle que lo van a querer de la misma manera cuando nazca el bebé.

Se puede involucrar al niño en la espera de su hermano; esto disminuirá los celos. Algunas recomendaciones son:

- Dejarlo escoger alguno de los artículos para el bebé.
- Mostrarle sus propias fotos de cuando era pequeño.
- Si se va a utilizar alguna de sus cosas antiguas, dejarlo jugar con ellas por un tiempo antes de prepararlas para su hermano.
- Comprarle al niño (independiente de si es hombre o mujer) un muñeco para que también pueda cuidar de "su bebé".

Hay que planear los cambios en la rutina del niño, como por ejemplo el ingreso al jardín infantil, si se alcanza a terminar el entrenamiento para ir al baño o cambiarlo de la cuna a una cama, antes de que nazca su hermano. Si esto no es posible, diferirlo hasta después de que el bebé se haya adaptado a la casa. De otra manera el niño se puede sentir sobrepasado al tratar de aprender cosas nuevas, además de todos los cambios causados por su nuevo hermano.

No hay que sorprenderse si el niño retrocede un poco en lo logrado con él hasta antes de la llegada del(la) hermanito(a). Por ejemplo, si ya había controlado esfínteres puede ocasionalmente "hacerse pipí", o puede querer volver a tomar mamadera. Esto es normal y es la manera que tiene para asegurarse de que todavía tiene el cariño y atención de los padres. En vez de retarlo y decirle que no se comporte como guagua, hay que darle la atención que necesita. Felicitarlo cuando tiene actitudes más maduras.

Preparar al niño para cuando la madre esté en el hospital. Puede confundirse cuando ella no esté. Se le debe explicar que volverá en unos días con el nuevo bebé. Hay que dejar un tiempo especial para los niños mayores. Leer, jugar con ellos, escuchar música o simplemente conversar. Se les debe demostrar cariño realizando actividades con ellos. Hay que integrarlos a los cuidados del bebé, y también dejar que se acurruque con la madre mientras está amamantando.

Se le debe solicitar a los familiares que pasen un ratito con el niño cuando vayan a ver al bebé. Esto lo hará sentirse especial y no abandonado. También se les puede pedir que le traigan un pequeño obsequio cuando visiten y le traigan regalos al bebé. Hay que recomendarles a los papás que pasen un tiempo con el niño mayor, es una gran oportunidad para fomentar el vínculo padre-hijo.

Niños mayores de 5 años

A esta edad ya no se sienten tan amenazados con el nuevo bebé, sin embargo pueden resentir la atención que obtiene este. Algunas recomendaciones para prepararlos para la llegada de un nuevo hermano son:

- Con un lenguaje que puedan entender contarles a los niños lo que está pasando. Explicarles lo que significa un nuevo hermano y los cambios que esto implica, ya sean buenos o no tan buenos.
- Hacer que ayuden a preparar las cosas para el nuevo bebé, arreglar la pieza, elegir ropa, o incluso comprar pañales.
- Si es posible, que vayan al hospital apenas nazca el bebé.
- Darles un rol para el cuidado del niño, dejar que lo tomen (siempre con el permiso y supervisión de los padres). Felicitarlo cuando es cuidadoso y cariñoso con el bebé.
- No olvidar las necesidades de los hermanos mayores. Hacerles sentir el cariño de los padres. Estos deben hacer el esfuerzo de pasar un tiempo a solas con cada uno de ellos cada día para recordarles lo especiales que son.

El niño que no quiere comer

Dra. María José Pérez

La alimentación es un tema de gran preocupación entre los padres, sobre todo cuando el niño comienza con la alimentación sólida. Sin embargo no todos los niños son iguales, y también en lo que respecta a las comidas responden en forma diferente. Que el niño no coma o coma menos de lo que los padres esperan genera angustia y ansiedad, además de la repercusión que esto pueda tener en el peso, la talla y el estado de salud del niño.

El "niño que no come" es una causa de consulta frecuente en pediatría, presentándose principalmente en niños en edad preescolar, entre dos y cinco años.

Una buena anamnesis y examen físico permiten descartar posibles pero infrecuentes enfermedades agudas o crónicas. Lo cierto es que la mayor parte de los niños que rechazan comer tienen un apetito apropiado para su edad y su ritmo de crecimiento, siendo su desarrollo y crecimiento normales; cada niño come y comerá lo justo y necesario para satisfacer sus propias necesidades.

Algunos niños dejan de comer por alguna situación sicológica: ingreso al colegio, llegada de un hermano, cambio de casa, madre que entra a su trabajo, pero esta es una situación transitoria.

También puede suceder que el rechazo se deba a malos hábitos alimentarios, lo cual no es infrecuente en la actualidad.

A estas edades los niños están más interesados por el mundo que los rodea que por los alimentos. Forzarlos a comer un determinado alimento, castigar, suplicar o sobornar, puede condicionar a que rechace el resto de la comida, haciendo del comer algo incómodo y poco placentero.

Los hábitos son conductas aprendidas precozmente, por lo tanto para desarrollarlos en forma adecuada influye qué, cómo, dónde y con quién come el niño desde el periodo de lactante en adelante.

Debemos tener presente que todo niño es neofóbico, por lo que normalmente rechazará alimentos nuevos, sin que esto signifique que ese alimento no le guste más. Puede llegar a aceptar un alimento incluso luego de 10 exposiciones.

Otro punto importante es que todos nacemos con preferencias innatas por lo dulce y salado, por lo tanto son necesarias las buenas prácticas de introducción de alimentos, incorporándolos progresivamente todos y aceptando las distintas preferencias.

El acto de comer debe ser agradable, cuidando tanto del sabor y variedad de alimentos como también del olor, presentación y atmósfera emocional.

Los cambios alimentarios tienen que introducirse poco a poco, siendo una buena estrategia incorporar primero alimentos livianos y en pequeñas cantidades, como también variar el tipo de alimentos para acostumbrarlo tempranamente a recibir distintos sabores y consistencias. Además del cambio de gustos y texturas, se debe introducir la variación de la cocción.

Consejos para estimular una buena alimentación

1. Proporcionar alimentos nuevos de forma gradual; hacerlo al principio de cada comida cuando el niño tenga más apetito. Si rechaza algún alimento, introducirlo en la dieta con otro que le guste más y condimentarlo o modificar su textura para lograr una mayor aceptación. Cuando se ofrezca un alimento nuevo al niño, hacerlo de forma atractiva, exponerlo repetidamente, hasta 8-10 veces.
2. No utilizar los alimentos como premio o castigo. No solo es ineficaz para mejorar su apetito, sino que además interfiere con el aprendizaje de hábitos alimentarios correctos.
3. Diversificar los alimentos, comer en pequeñas porciones incluyendo todos los tipos de alimentos.
4. Distribuir regularmente las comidas en 5 veces al día. Si el niño no come durante una comida, se debe esperar hasta la siguiente con el fin de no perder los horarios. Evitar que el niño coma entre horas.
5. Evitar alimentos poco nutritivos que quitan el apetito en esta etapa. Más aún si el niño es inapetente debe limitarse el consumo de bebidas refrescantes azucaradas y de alimentos que reducen el apetito hacia los alimentos básicos: productos de pastelería, chocolates, golosinas, snacks. No prohibir de forma severa ningún alimento ya que puede hacer más atractivo su consumo.
6. Presentar los alimentos de forma atractiva.
7. Favorecer la actividad física; el deporte aumenta el apetito.
8. Los padres deben ser modelo de una buena alimentación.
9. El niño debe comer en la mesa con su familia, sin distracciones externas como la televisión.
10. No comparar lo que come el niño con lo que comen otros.
11. No insistir en que se acabe las dos últimas cucharadas cuando se ve que ya no puede más.

12. No poner la comida en la boca inadvertidamente cuando la tenga abierta, si él ya ha dado muestras de que no está dispuesto a comer.
13. No insistir si se sabe que tiene más sueño que hambre.
14. No decirle que es bueno si come y malo si no come, o que papá y mamá estarán contentos si lo hace.
15. No aparentar prisa cuando se le da de comer, ni intentar que coma más rápido de lo que puede.

Juguetes

Dra. Paula Guzmán

Los juguetes contribuyen al desarrollo de todos los aspectos de la personalidad del niño, promoviendo cosas tan importantes como la autoestima, las habilidades motoras gruesas y finas, lenguaje y habilidades cognitivas y sociales, fomentando así la interacción con sus padres, cuidadores y pares.

El valor real de un juguete está dado por lo adecuado que este sea para la etapa del desarrollo de un niño en particular y por la creatividad que estimula.

Hay que conocer al niño al que va dirigido el juguete: su edad, sus intereses, sus habilidades y destrezas: "Si lo dan demasiado tarde, decepciona; demasiado pronto, desanima".

Es importante recalcar que los juguetes nunca pueden sustituir la interacción entre un niño y sus padres y que todos los beneficios que ellos confieren se basan en la premisa del amor y dedicación de sus padres y cuidadores.

Algunas recomendaciones generales en relación con la selección de juguetes son las siguientes:

1) *Seguridad:* Los juguetes deben ser atóxicos, irrompibles, no inflamables y lavables. Sin bordes cortantes ni componentes eléctricos expuestos. En niños pequeños no deben caber en la boca del niño ni contener piezas pequeñas que se puedan desprender. Es recomendable revisar las advertencias de edades y de seguridad, y respetarlas completamente. Se debe considerar a todos los niños de la casa, no solamente a quien se le va a regalar. Los juguetes que son para niños mayores deber ser guardados fuera del alcance de niños pequeños. Los rodados, triciclos y similares no deben ser utilizados sin supervisión, ni tampoco en áreas peligrosas (cerca de escaleras, piscinas, etc.) y siempre con los dispositivos de seguridad correspondientes. Es importante revisar los juguetes periódicamente para reparar o descartar aquellos que tienen piezas sueltas o rotas.

2) *Propaganda:* La industria del juguete es un negocio muy rentable y la publicidad dirigida especialmente a los niños crea una presión indebida en los padres. Se les debe recomendar que no se dejen influenciar por la propaganda de juguetes que se promocionan como estimulantes específicos del desarrollo intelectual o motor de los niños y también informar que un buen juguete no necesariamente es el de moda o el más costoso.

Muchas veces artículos de uso común en la casa pueden ser más estimulantes y divertidos que juguetes comprados.

3) *Sociales:* Se deben evitar los juguetes que promuevan la violencia y aquellos que fomentan la discriminación de raza, género o discapacidad.

Juguetes recomendados para distintas edades

Juguetes para lactantes menores de 1 año: móviles de colores vivos, cascabeles, animalitos blandos y lavables, juguetes de dentición, música, cubos de colores.

Juguetes para lactantes mayores entre 1 y 2 años: juguetes que puedan empujar o tirar, cubos para apilar, figuras o argollas de encaje, muñecas blandas, autos de piezas grandes, palas y baldes, libros de páginas duras, música, pelotas blandas y de colores, rompecabezas sencillos y de piezas grandes.

Juguetes para preescolares: muñecas, autitos, pelotas, juegos para construir, legos, rompecabezas, triciclos, juego de tacitas, herramientas de juguete, material para pintar, disfraces, libros y música.

Juguetes para escolares: libros, música, cuerdas para saltar, juegos de construcción, instrumentos musicales, elementos para pintar, para realizar pequeñas artesanías, casas de muñecas, trenes, patines, bicicleta. Juegos de estrategia, materiales científicos y artículos deportivos.

"El niño que juega todo el día no pierde el tiempo, se halla ocupado en la educación"

Charlote Bühler

Televisión y computador

Dra. María José Pérez

En la actualidad nuestra sociedad se halla altamente tecnologizada y la televisión e internet forman parte de nuestra vida diaria, por lo que mantener alejados a los niños de ellas es casi imposible. Además, pueden ser importantes herramientas de apoyo para su desarrollo intelectual; los padres, los profesores y los profesionales de la salud tienen un rol en la educación para el uso correcto de los medios audiovisuales. Las siguientes recomendaciones no persiguen su prohibición, sino un uso adecuado y provechoso.

Recomendaciones para los padres a la hora de permitir ver TV a los niños

1. Limitar el tiempo a 1-2 horas diarias de programación de calidad.
2. Evitar tener TV en el dormitorio de los niños.
3. Desincentivar la TV en menores de 2 años y reemplazarla por actividades lúdicas que promuevan el desarrollo cerebral (jugar, cantar, leer juntos).
4. Monitorear los contenidos entregados; estos deben ser educativos y no violentos.
5. Los padres deben ver TV con sus hijos y discutir sus contenidos.
6. Programas controversiales pueden ser el punto de partida para abordar temas como sexualidad, drogas, violencia, etc.
7. Usar medios de reproducción audiovisual (videograbadora, DVD) para mostrar contenidos educativos a los niños.
8. Buscar alternativas de entretenimiento para los niños (lectura, deportes, hobbies).

Recomendaciones para los padres cuyos hijos navegan en internet

1. El computador debe estar en un sitio visible del hogar, no en dormitorios o lugares cerrados. Esto facilita la supervisión paterna.
2. Limitar el tiempo de navegación en internet.

3. Navegar con los niños, ayudándoles a distinguir los riesgos de los sitios que visitan, en especial chats, servicios de mensajería instantánea o foros, asegurándose de que no intercambien datos personales o fotografías con desconocidos.
4. Informarse sobre el uso de programas de bloqueo de acceso a sitios no recomendados para menores.
5. Enseñar a los niños a no aceptar dinero o favores de extraños.
6. No pueden manejarse en internet datos de menores de 14 años sin la autorización de los padres.

Recomendaciones para los niños que navegan en internet

1. No todo es verdad en la red; no todos son quienes dicen ser.
2. Atención con las inscripciones en determinados sitios, al solicitar datos personales deben saber con qué finalidad los usarán. Si es menor de 14 años es obligatorio el permiso de los padres.
3. No hablar con desconocidos ni revelar datos personales (dirección, teléfono, e-mail).
4. Nunca inscribirse con el nombre real en servicios de mensajería instantánea.
5. No deben revelar contraseñas; solo los padres deben conocerlas.
6. No publicar datos de los demás sin su permiso.
7. No descargar programas que no se conocen, por el peligro de virus que pueden espiar los datos del computador.
8. Confiar siempre en los padres, preguntarles cuando reciban un e-mail extraño o antes de instalar un programa.

Cuarta Parte
Anexos

Anexo 1: Test de Edimburgo

Nº	CONDUCTA	ALTERNATIVAS	EDADES	
			2 Meses	6 Meses
1	He sido capaz de reírme y ver el lado divertido de las cosas	Tanto como siempre	0	0
		No tanto ahora	1	1
		Mucho menos ahora	2	2
		No, nada	3	3
2	He disfrutado mirar hacia delante	Tanto como siempre	0	0
		Menos que antes	1	1
		Mucho menos que antes	2	2
		Casi nada	3	3
3	Cuando las cosas han salido mal me he culpado a mí misma innecesariamente	Sí, la mayor parte del tiempo	3	3
		Sí, a veces	2	2
		No con mucha frecuencia	1	1
		No, nunca	0	0
4	He estado nerviosa o inquieta sin tener motivo	No, nunca	0	0
		Casi nunca	1	1
		Sí, a veces	2	2
		Sí, con mucha frecuencia	3	3
5	He sentido miedo o he estado asustadiza sin tener motivo	Sí, bastante	3	3
		Sí, a veces	2	2
		No, no mucho	1	1
		No, nunca	0	0
6	Las cosas me han estado abrumando	Sí, la mayor parte del tiempo no he podido hacer las cosas	3	3
		Sí, a veces no he podido hacer las cosas tan bien como siempre	2	2
		No, la mayor parte del tiempo he hecho las cosas bastante bien	1	1
		No, he estado haciendo las cosas tan bien como siempre	0	0
7	Me he sentido tan desdichada que he tenido dificultades para dormir	Sí, la mayor parte del tiempo	3	3
		Sí, a veces	2	2
		No con mucha frecuencia	1	1
		No, nunca	0	0
8	Me he sentido triste o desgraciada	Sí, la mayor parte del tiempo	3	3
		Sí, bastante a menudo	2	2
		No con mucha frecuencia	1	1
		No, nunca	0	0
9	Me he sentido tan desdichada que he estado llorando	Sí, la mayor parte del tiempo	3	3
		Sí, bastante a menudo	2	2
		Solo ocasionalmente	1	1
		No, nunca	0	0
10	Se me ha ocurrido la idea de hacerme daño	Sí, bastante a menudo	3	3
		A veces	2	2
		Casi nunca	1	1
		No, nunca	0	0
		TOTAL		

11 puntos o más: Probable Depresión. Cualquier puntaje distinto de "0" en la pregunta 10 requiere de evaluación adicional inmediata.
Fuente: Norma técnica Programa Nacional de Salud de la Infancia. Ministerio de Salud de Chile. 2014.

Anexo 2a: Escala de Massie-Campbell

CONDUCTA DEL NIÑO DURANTE EL EVENTO ESTRESANTE

CONDUCTA A OBSERVAR	(1)	(2)	(3)	(4)	(5)	X
MIRADA	Siempre evita mirada de la madre	Rara vez busca la cara de la madre. Miradas breves a la cara de la madre	Ocasionalmente mira a la cara de la madre	Frecuentes miradas alternando entre miradas largas y cortas a la cara de la madre	Fija la mirada a la madre por periodos largos de tiempo	Comp. no obs.
VOCALIZACIÓN	Callado, nunca vocaliza	Rara vez vocaliza o lloriquea	Ocasionalmente vocaliza, llanto leve	Vocalizaciones frecuentes o llanto intenso	Llanto intenso e incontrolable la mayor parte del tiempo	Comp. no obs.
TOCANDO (a)	Nunca toca o tiende hacia la madre	Rara vez toca a la madre	Ocasionalmente toca a la madre	Tiende hacia la madre y la toca con frecuencia	Si están cerca siempre toca a la madre	Comp. no obs.
(b)	Siempre evita ser tocado por la madre	Frecuentemente evita ser tocado por la madre	Ocasionalmente evita ser tocado por la madre	Rara vez evita ser tocado por la madre	Nunca evita ser tocado por la madre	Comp. no obs.
SOSTENIENDO	Resiste violentamente. Se arquea alejándose de la madre	No se relaja en brazos de la madre, la empuja.	Descansa en brazos de la madre y se apoya en su hombro. Ocasionalmente la empuja.	Moldea su cuerpo al de la madre. Rara vez la empuja	Activamente arquea el cuerpo hacia la madre. Se aferra a ella, nunca la evita	Comp. no obs.
AFECTO	Siempre está intensamente angustiado y temeroso	Frecuentemente irritable, temeroso o apático	Ansiedad moderada y/o placer intermitente o poco claro	Tensión ocasional. En general sonríe	Siempre sonriente	Comp. no obs.
PROXIMIDAD O CERCANÍA	Nunca sigue a la madre con el cuerpo o mirada	Rara vez sigue a la madre con el cuerpo o mirada. Con frecuencia se aleja al rincón	Intermitentemente sigue a la madre con el cuerpo o con los ojos	Con frecuencia sigue a la madre con el cuerpo o la mirada	Siempre sigue a la madre con el cuerpo o la mirada	Comp. no obs.

Fuente: Norma técnica Programa Nacional de Salud de la Infancia. Ministerio de Salud de Chile. 2014.

Anexo 2b: Escala de Massie-Campbell

Respuesta de la madre frente al estrés del niño

CONDUCTA A OBSERVAR	(1)	(2)	(3)	(4)	(5)	X
MIRADA	Siempre evita mirar la cara del niño	Rara vez mira al niño a la cara. Miradas evasivas a la cara del niño	Ocasionalmente mira al niño a la cara	Frecuentes miradas, largas y cortas a la cara del niño	Fija la mirada a la cara del niño por periodos largos	Comp. no obs.
VOCALIZACIÓN	Callada, nunca vocaliza	Palabras escasas o murmura	Ocasionalmente vocaliza al niño	Frecuentemente habla y murmura. Conversa y hace sonidos	Vocalizaciones intensas todo el tiempo	Comp. no obs.
TOCANDO (a)	Nunca toca o tiende al niño	Rara vez toca al niño	Ocasionalmente toca al niño	Frecuentemente tiende al niño y lo toca	Si el niño está cerca siempre lo toca	Comp. no obs.
(b)	Siempre evita ser tocada por el niño	Frecuentemente evita ser tocada por el niño	Ocasionalmente evita ser tocada por el niño	Rara vez evita ser tocada por el niño	Nunca evita ser tocada por el niño	Comp. no obs.
SOSTENIENDO	Rechaza al niño alterado empujándolo o lo toma alejado de su cuerpo	Sostiene al niño en forma tiesa o rara. No relajada	Apoya al niño sobre su pecho u hombro brevemente	Amolda su cuerpo al niño y mantiene contacto hasta que se tranquiliza	Inclina el cuerpo hacia el niño, luego lo sostiene amoldándolo a su cuerpo.	Comp. no obs.
AFECTO	Siempre está intensamente angustiada y temerosa	Frecuentemente irritable, temerosa y apática.	Ansiedad moderada intermitente y/o agradada o poco clara	Tensión ocasional, en general sonríe	Siempre sonríe	Comp. no obs.
PROXIMIDAD O CERCANÍA	Se va de la pieza	Frecuentemente fuera del alcance del niño o en el rincón de la pieza	Se para o se sienta intermitentemente dentro del alcance del niño	Contacto físico frecuente con el niño	Siempre en contacto físico con el niño	Comp. no obs.

Fuente: Norma técnica Programa Nacional de Salud de la Infancia. Ministerio de Salud de Chile. 2014.

Anexo 3: Protocolo de Evaluación Neurológica 1 a 2 meses

		0 PUNTO	1 PUNTO	2 PUNTOS	
Reflejos del Desarrollo	Moro	Extiende brazos, abre manos, abraza y llora	Ausente	Exagerado	Levantar y dejar caer suavemente la cabeza
	Tónico-Nucal	Presente, no obligado	Ausente	Exagerado	Fijar el tronco y girar la cabeza
	Succión	Presente		Ausente	Preguntar a madre y observar
Examen	Circunferencia de Cráneo	Normal		Sobre p 95 o Bajo p 5	Medir diámetro
	Peso	Normal	Sobre p 95	Bajo p 5	
	Talla	Normal	Sobre p 95	Bajo p 5	
	Piel	Sana	Manchas café	Manchas hipocrómicas	
Examen	Conducta	Tranquilo	Muy pasivo	Irritable	Preguntar a la madre
	Llanto	Normal	Monocorde agudo	No llora	Observación
	Mira fijamente al observador	Normal	Escaso	Exagerado	Observación
	Sonrisa social	Sí al examen	Dato de la madre	No	
Movilidad	Control cefálico	Sí al examen	Intermedio	No	Levantar de las manos
	Movimientos	Vigorosos	Escasos	Asimetría	
	Manos	Abiertas al extender brazos	Empuñadas al extender	Empuñadas permanentemente	
Tono	Tono axial	Normal	Disminuido	Aumentado	Suspensión ventral
	Movilidad facial	Normal	Anormal	Parálisis bilateral	Observar llanto
Visión	Rojo pupilar	Presente	No observado	Ausente	
	Fija la vista	Presente	No observado	No	
Audición	Reacciona a ruido fuerte	Presente	No observado	Ausente	Cierre palpebral
	Se dirige hacia sonido	Presente	No observado	Ausente	
Deglución		Traga sin dificultad	Se atora	Salida de líquido por la nariz	
Puntos					
Diagnóstico		Normal	Anormal	Muy Anormal	

Derivar a Neurólogo Infantil si tiene más de 4 puntos o si hay macro o microcefalia.

Fuente: Norma técnica Programa Nacional de Salud de la Infancia. Ministerio de Salud de Chile. 2014.

Anexo 4: Calendario de control sano MINSAL 2014

Edad	Actividad	Instrumento
RN	Control de la díada	Matrona o Médico
1 mes	Control médico con aplicación de protocolo de detección de alteraciones neurológicas	Médico
2 meses	Control Salud con aplicación de Escala de Edimburgo	Enfermera o Médico
3 meses	Control Salud	Médico
4 meses	Control Salud con aplicación Escala Massie-Campbell	Enfermera o Médico
5 meses	Consulta Nutricional	Nutricionista
6 meses	Control de Salud con aplicación de Escala de Edimburgo	Enfermera o Médico
8 meses	Control Salud con EDSM (EEDP)	Enfermera o Médico
12 meses	Control Salud con Aplicación Escala Massie-Campbell	Enfermera o Médico
18 meses	Control Salud con EDSM (EEDP)	Enfermera o Médico
2 años	Control de Salud. Pauta breve DSM/ control odontológico	Enfermera o Médico y Odontólogo
3 años	Control Salud c/ evaluación DSM (TEPSI)	Enfermera o Médico
3 años 6 meses	Control salud	Nutricionista
4 años	Control Salud/Control odontológico	Enfermera o Médico y Odontólogo
5 años	Control Salud	Enfermera o Médico
6 años	Control Salud/Control odontológico	Enfermera o Médico y Odontólogo
7 años	Control Salud	Enfermera o Médico
8 años	Control Salud	Enfermera o Médico
9 años	Control Salud	Enfermera o Médico

Fuente: Norma técnica Programa Nacional de Salud de la Infancia. Ministerio de Salud de Chile. 2014.

Anexo 5: Calendario de Vacunas del Programa Nacional de Inmunizaciones (Chile)

Vacuna	Edad
BCG	Recién nacido
DPT (Difteria, Pertussis, Tétano)	2,4,6,18 meses
Polio oral	2,4,6,18 meses
Haemophilus Influenzae tipo b	2,4,6, 18 meses
Hepatitis B	2,4,6, 18 meses
Hepatitis A (solo para región de Arica y Parinacota y Tarapacá)	18 meses
Neumococo (Synflorix)	2,4,12 meses (6 meses en prematuros)
Meningococica Conjugada	12 meses
Trivírica (Sarampión, Parotiditis, Rubéola)	1 año, 1° básico
dTpa (Difteria, Tétanos y Pertussis acelular)	1° básico
Virus Papiloma Humano	4° y 5° básico
dTpa	8° básico

Fuente: Ministerio de Salud de Chile. 2014.

Anexo 6: Curvas nutricionales

Gráfico 1: Peso por edad NIÑAS de 0 a 24 meses. (Mediana y desviaciones estándar).

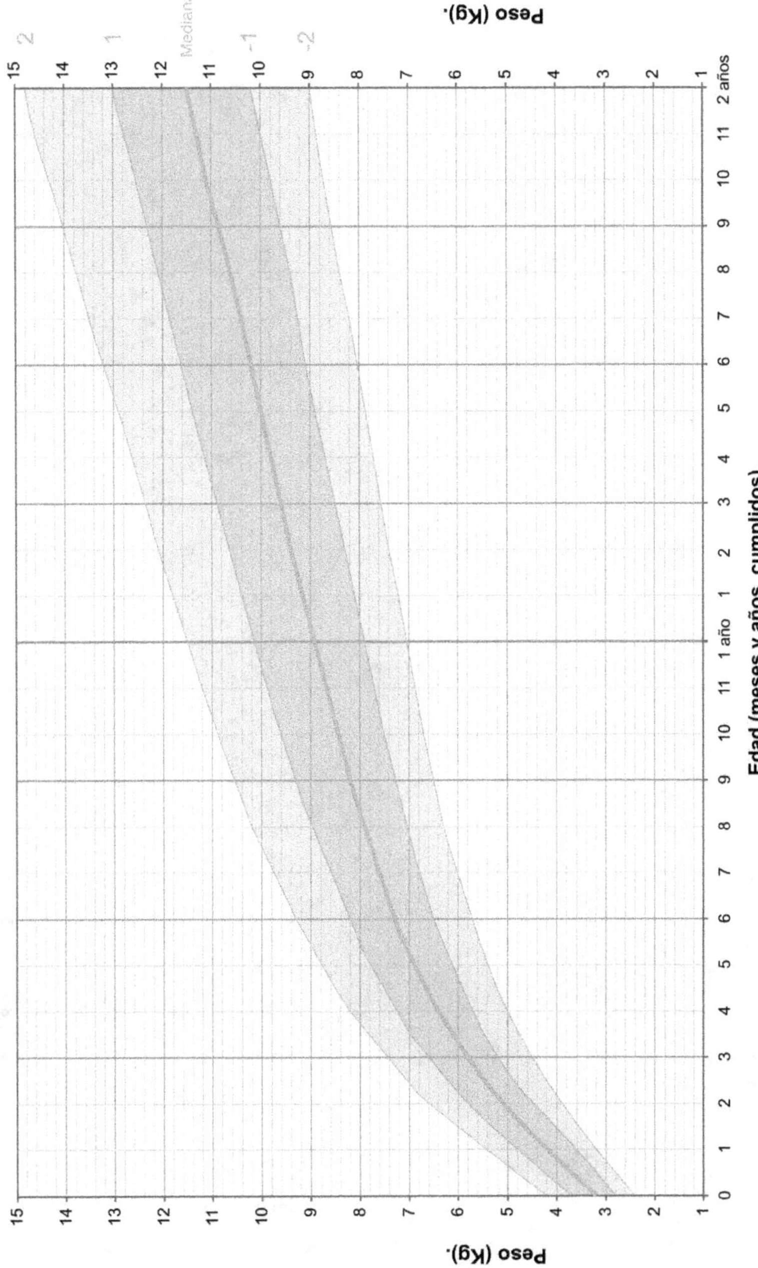

Fuente: Referencia OMS para la evaluación antropométrica.

Gráfico 2: Longitud por edad NIÑAS de 0 a 24 meses. (Mediana y desviaciones estándar).

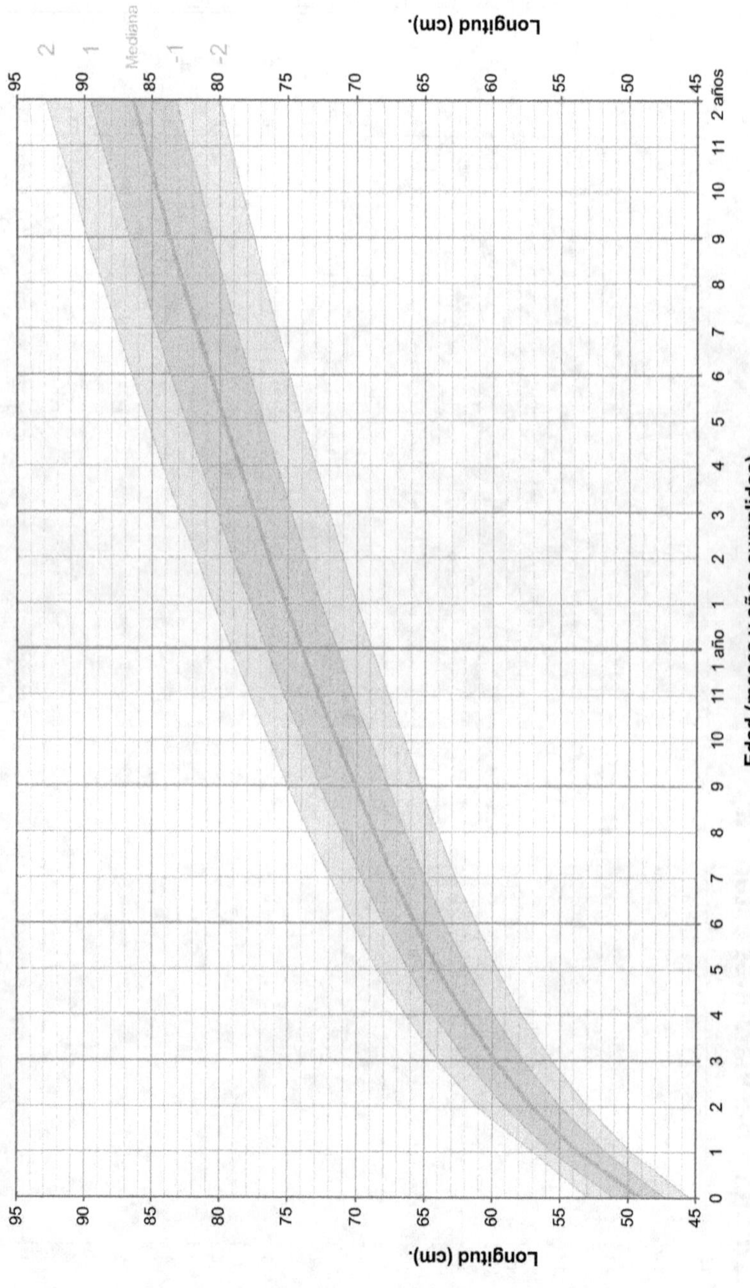

Fuente: Referencia OMS para la evaluación antropométrica.

Gráfico 3: Peso por longitud NIÑAS de 50 a 75 cms. (Mediana y desviaciones estándar).

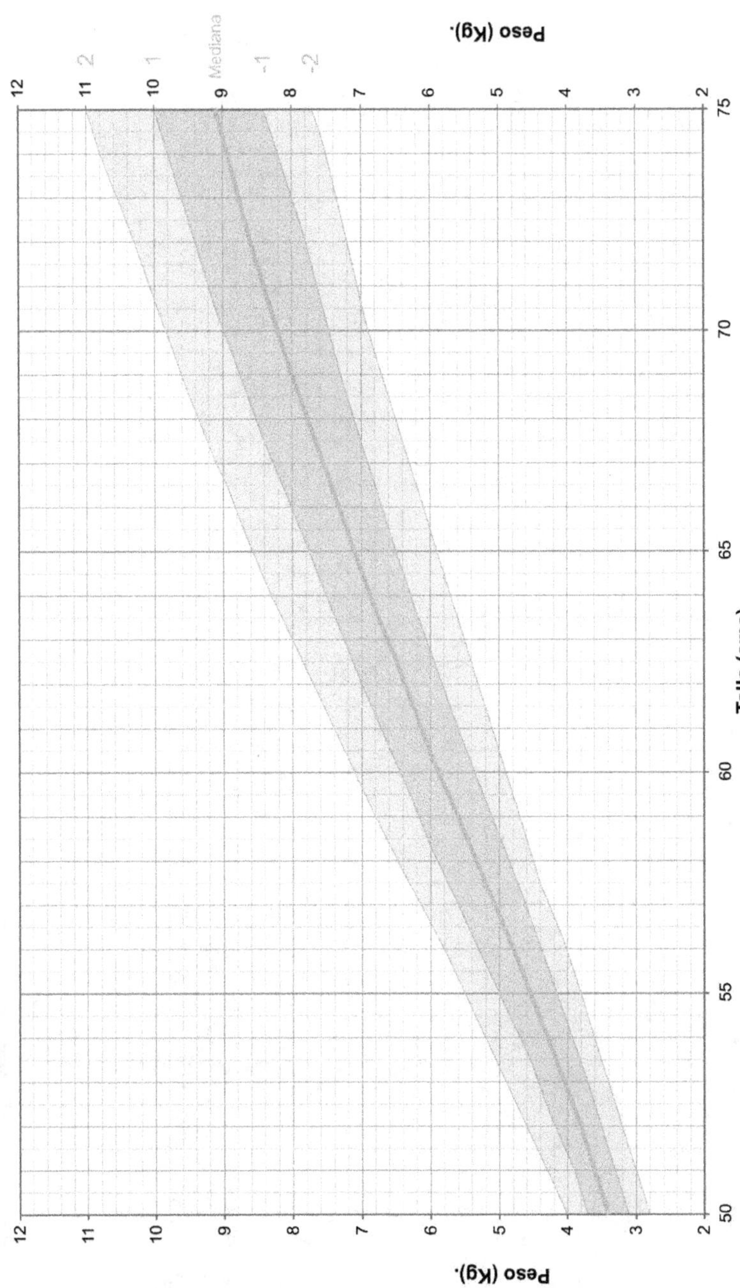

Fuente: Referencia OMS para la evaluación antropométrica.

Gráfico 4: Peso por longitud NIÑAS de 75 a 100 cms. (Mediana y desviaciones estándar).

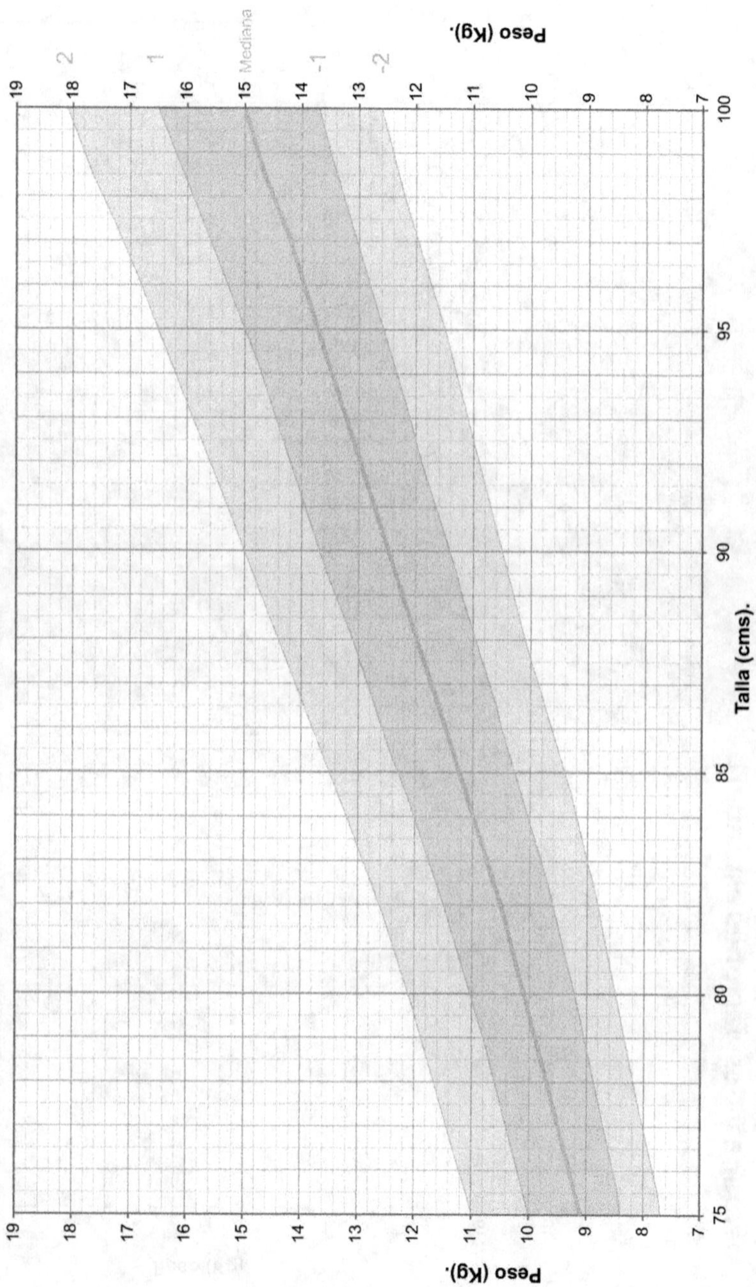

Fuente: Referencia OMS para la evaluación antropométrica.

Gráfico 1: Peso por edad NIÑOS de 0 a 24 meses. (Mediana y desviaciones estándar).

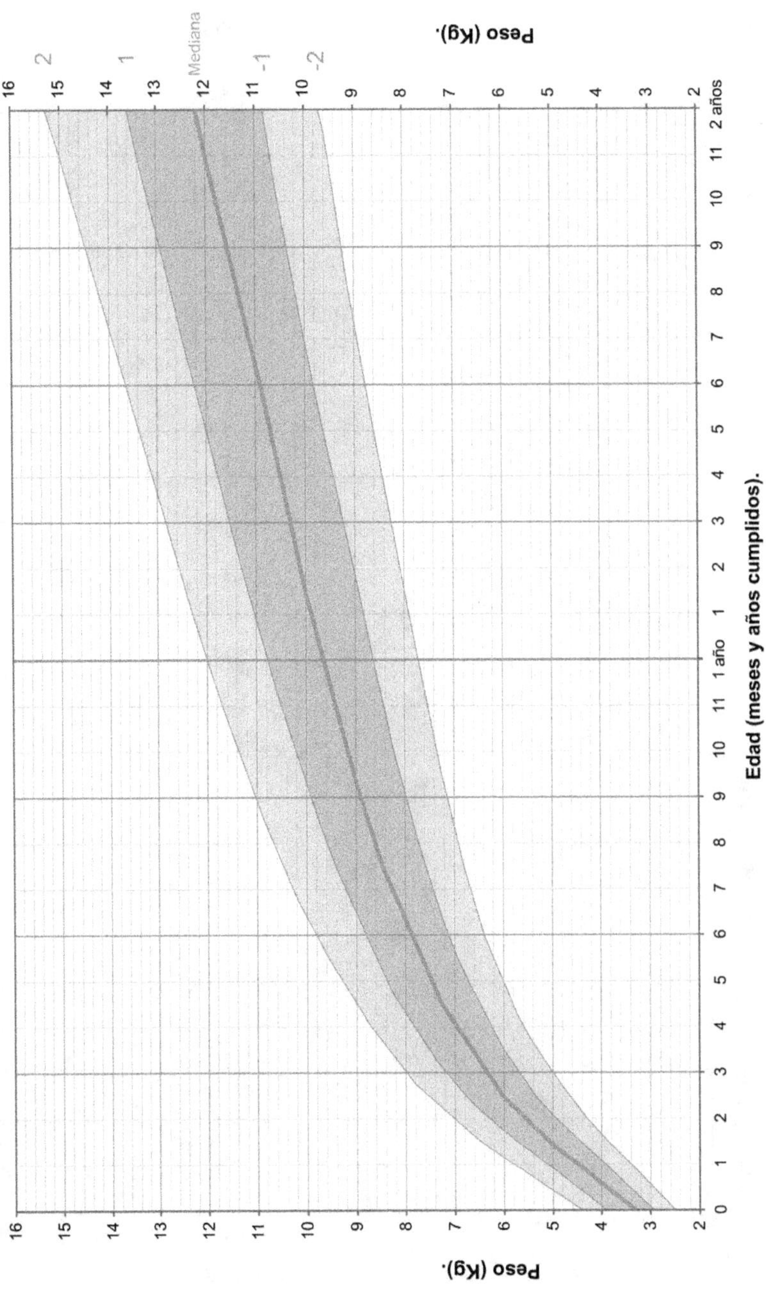

Fuente: Referencia OMS para la evaluación antropométrica.

Gráfico 2: Longitud por edad NIÑOS de 0 a 24 meses. (Mediana y desviaciones estándar).

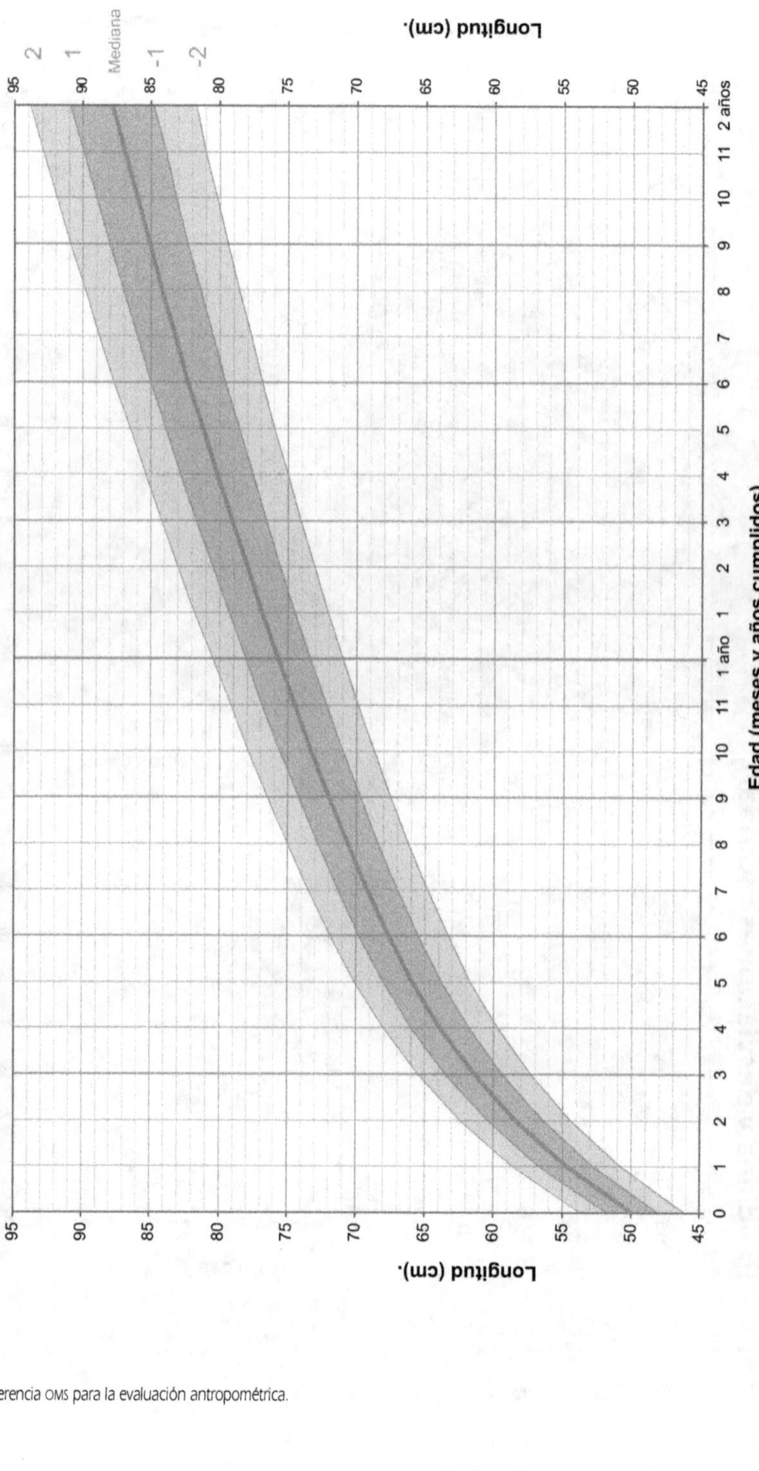

Fuente: Referencia OMS para la evaluación antropométrica.

Gráfico 3: Peso por longitud NIÑOS de 50 a 75 cms. (Mediana y desviaciones estándar).

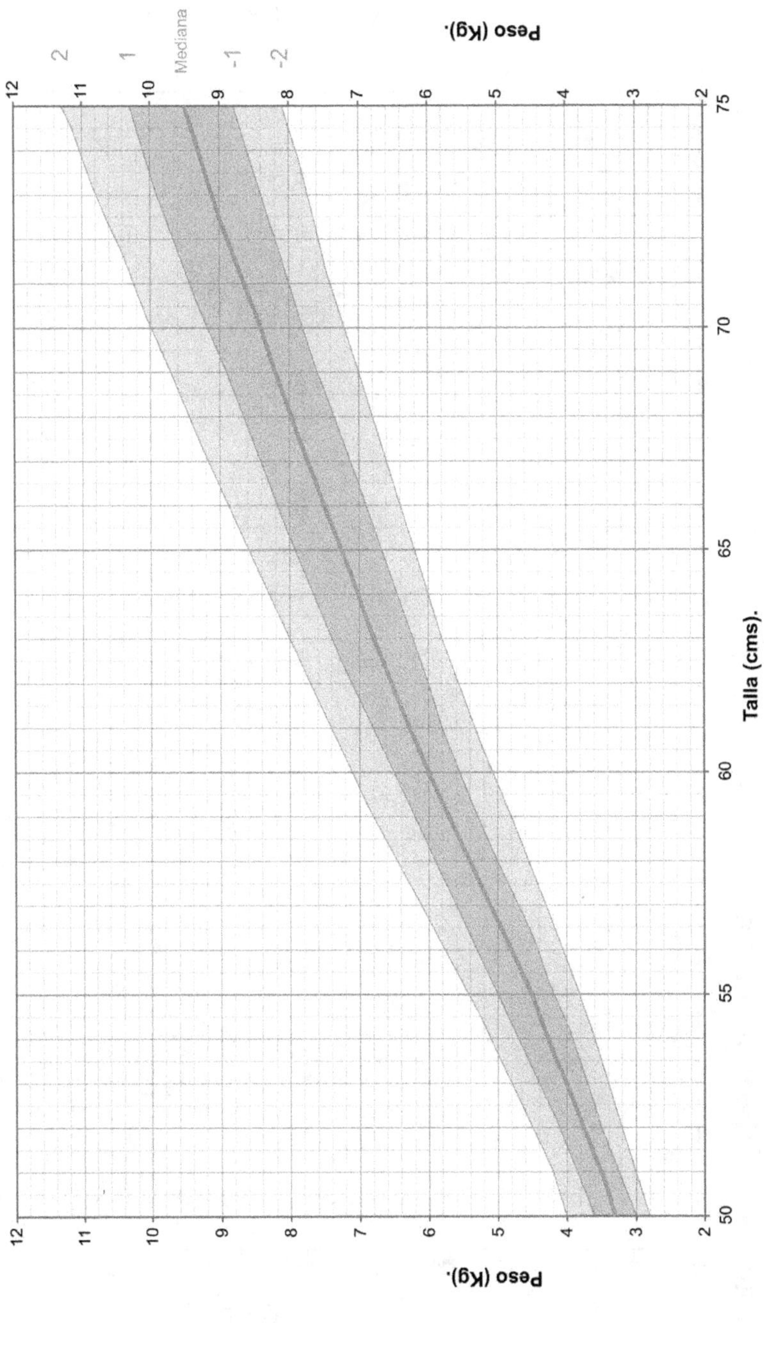

Fuente: Referencia OMS para la evaluación antropométrica.

Gráfico 4: Peso por longitud NIÑOS de 75 a 100 cms. (Mediana y desviaciones estándar).

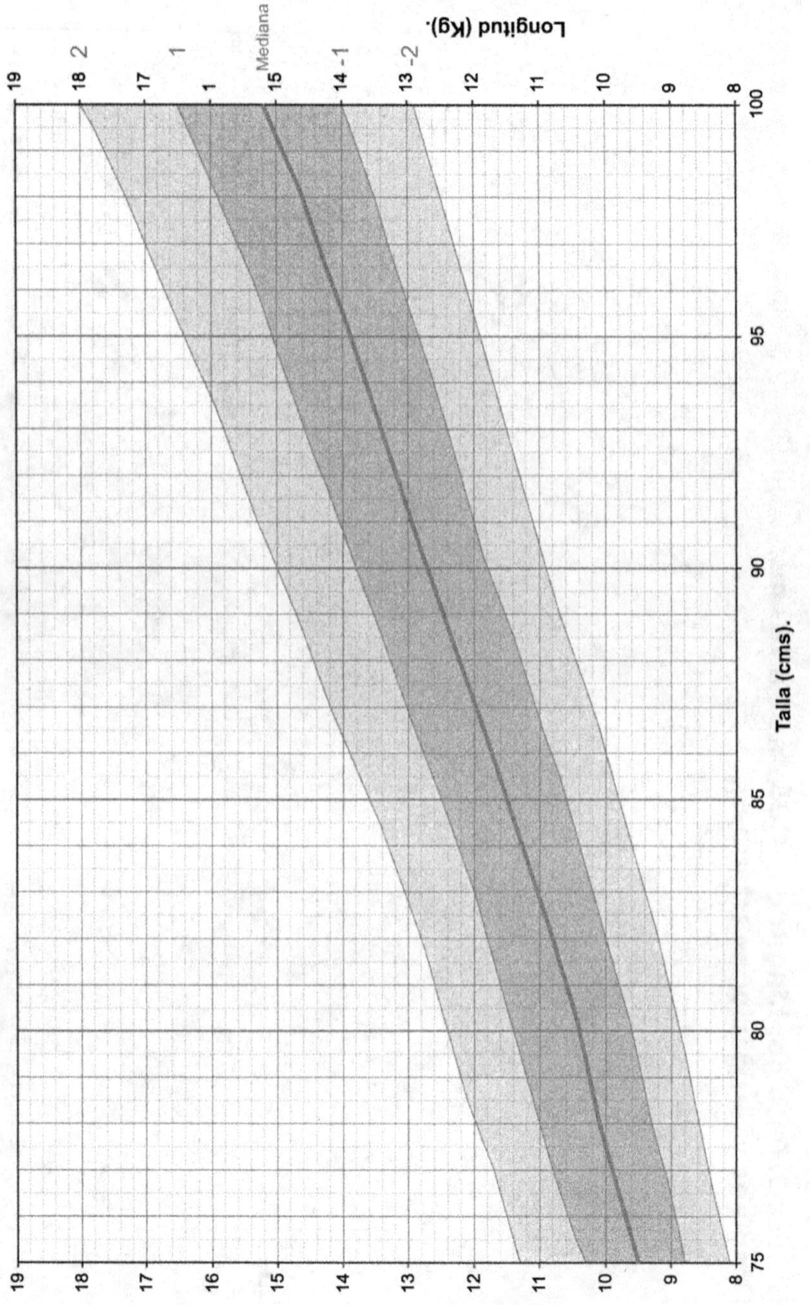

Fuente: Referencia OMS para la evaluación antropométrica.

**Gráfico 5 :Peso por edad NIÑAS de 2 a 6 años.
(Mediana y desviaciones estándar).**

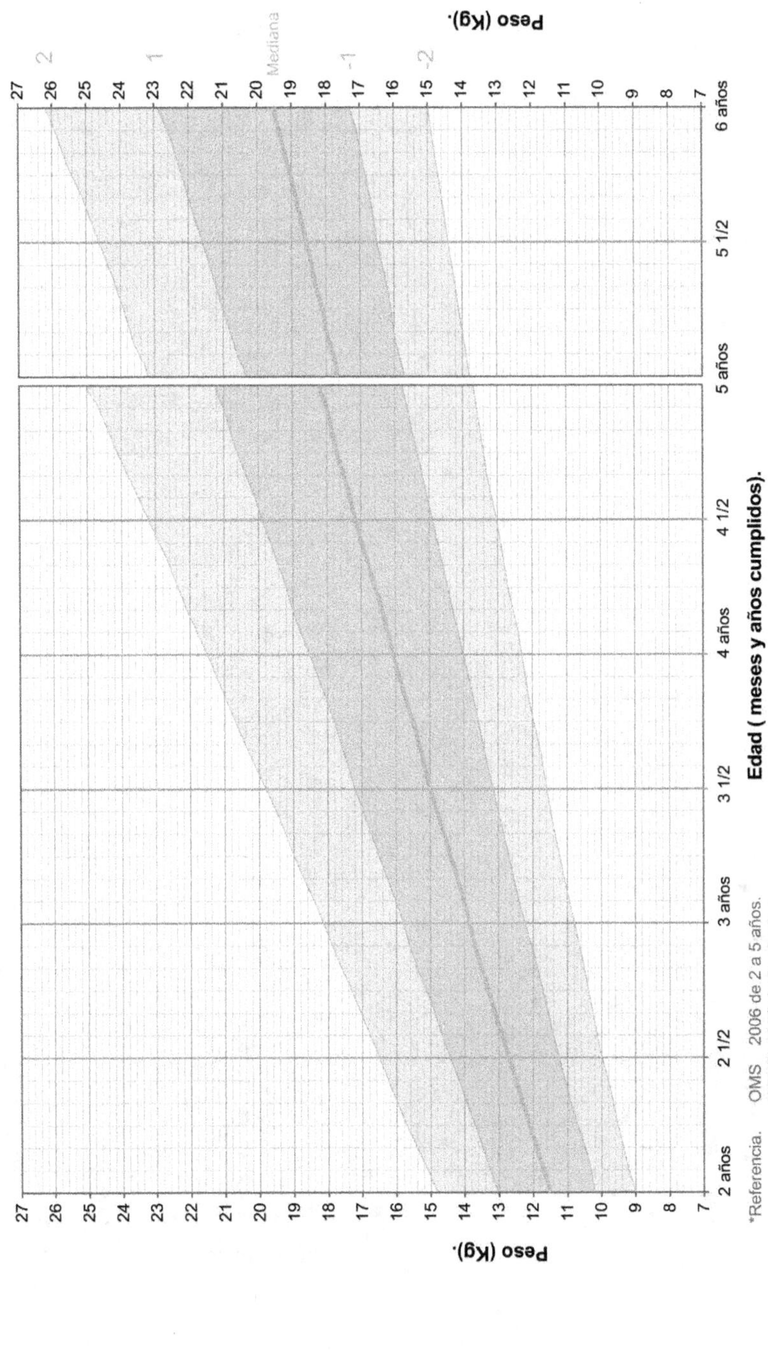

Fuente: Referencia OMS para la evaluación antropométrica.

Gráfico 6: Estatura por edad NIÑAS de 2 a 6 años. (Mediana y desviaciones estándar).

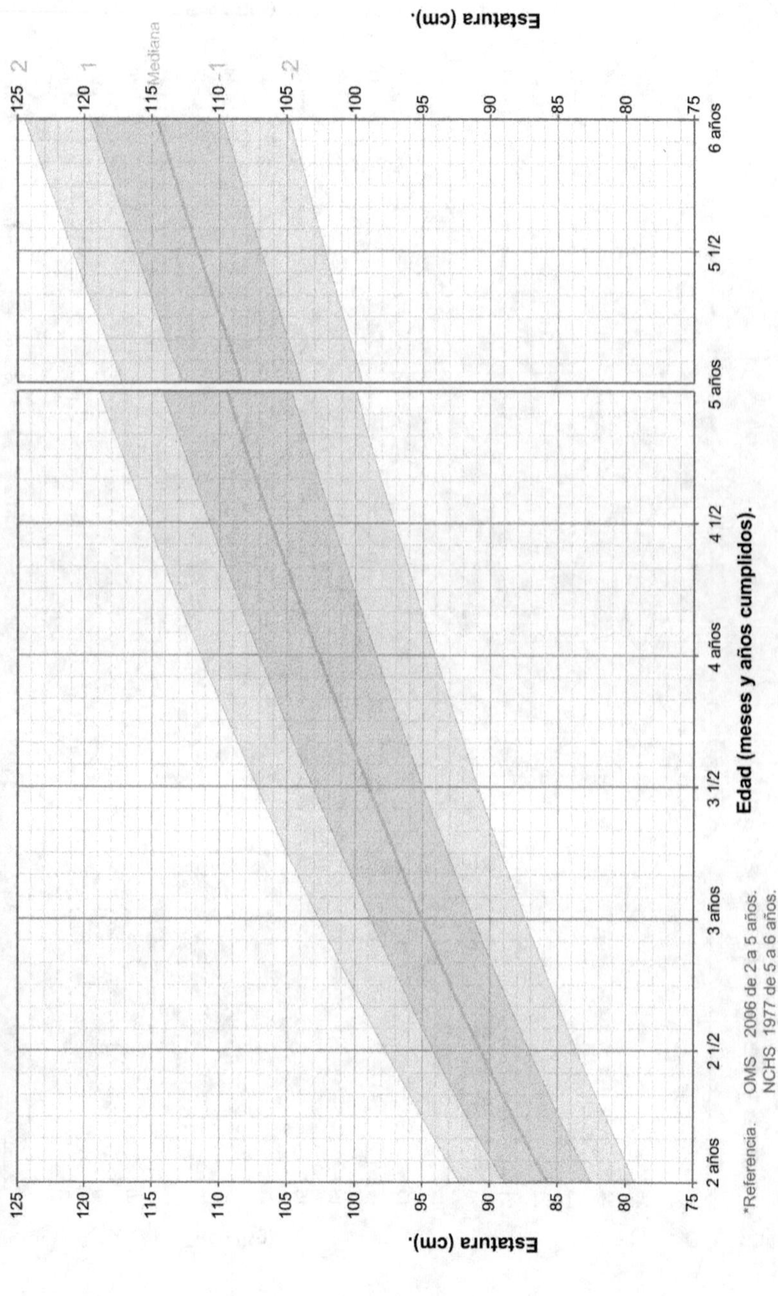

Fuente: Referencia OMS para la evaluación antropométrica.

Gráfico 7: Peso por estatura NIÑAS de 85 a 130 cms. (Mediana y desviaciones estándar).

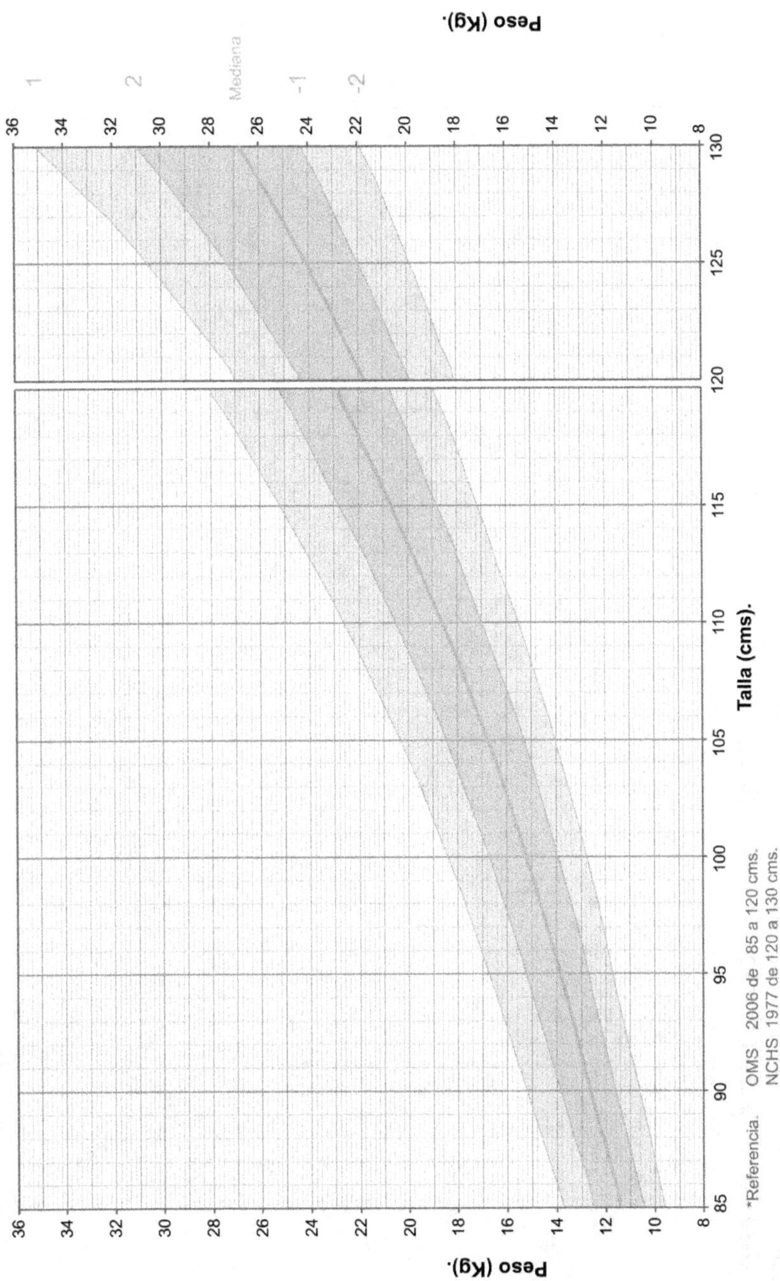

Fuente: Referencia OMS para la evaluación antropométrica.

Gráfico 5: Peso por edad NIÑOS de 2 a 6 años. (Mediana y desviaciones estándar).

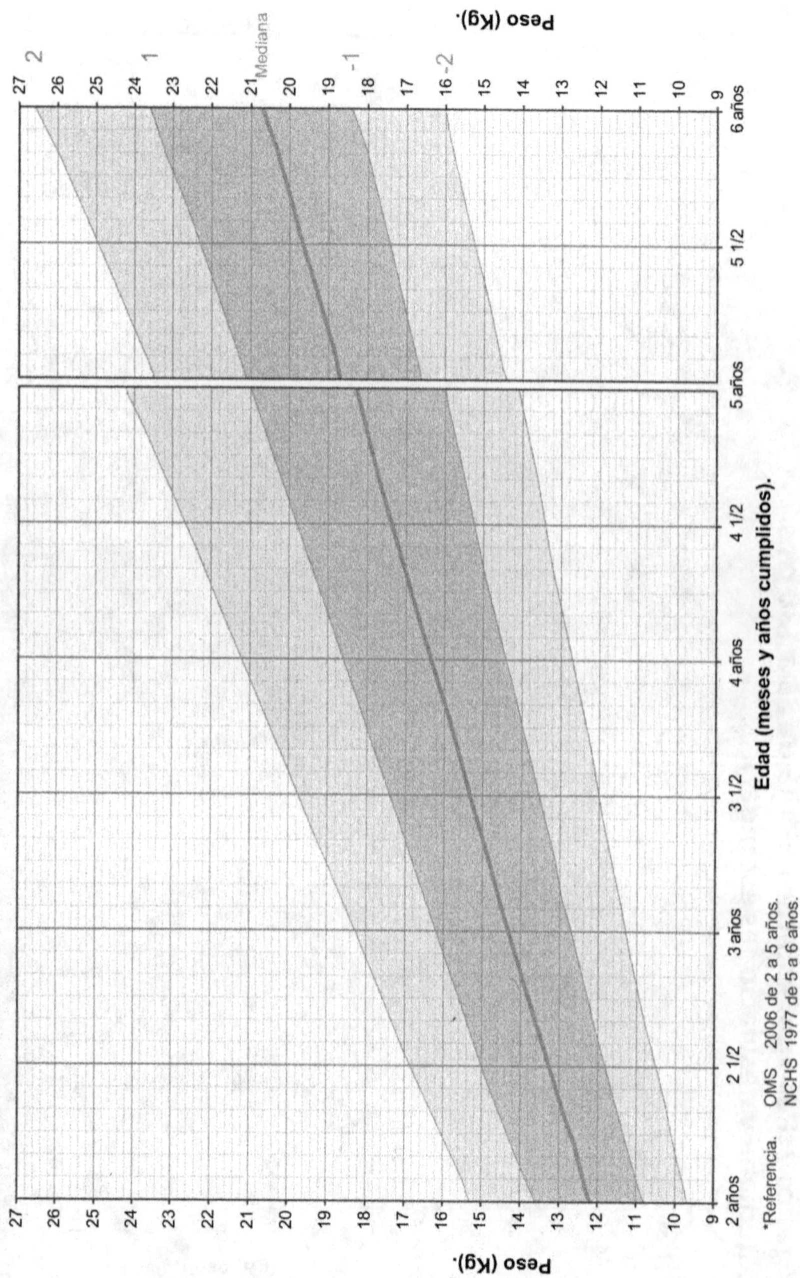

Fuente: Referencia OMS para la evaluación antropométrica.

Gráfico 6: Estatura por edad NIÑOS de 2 a 6 años. (Mediana y desviaciones estándar).

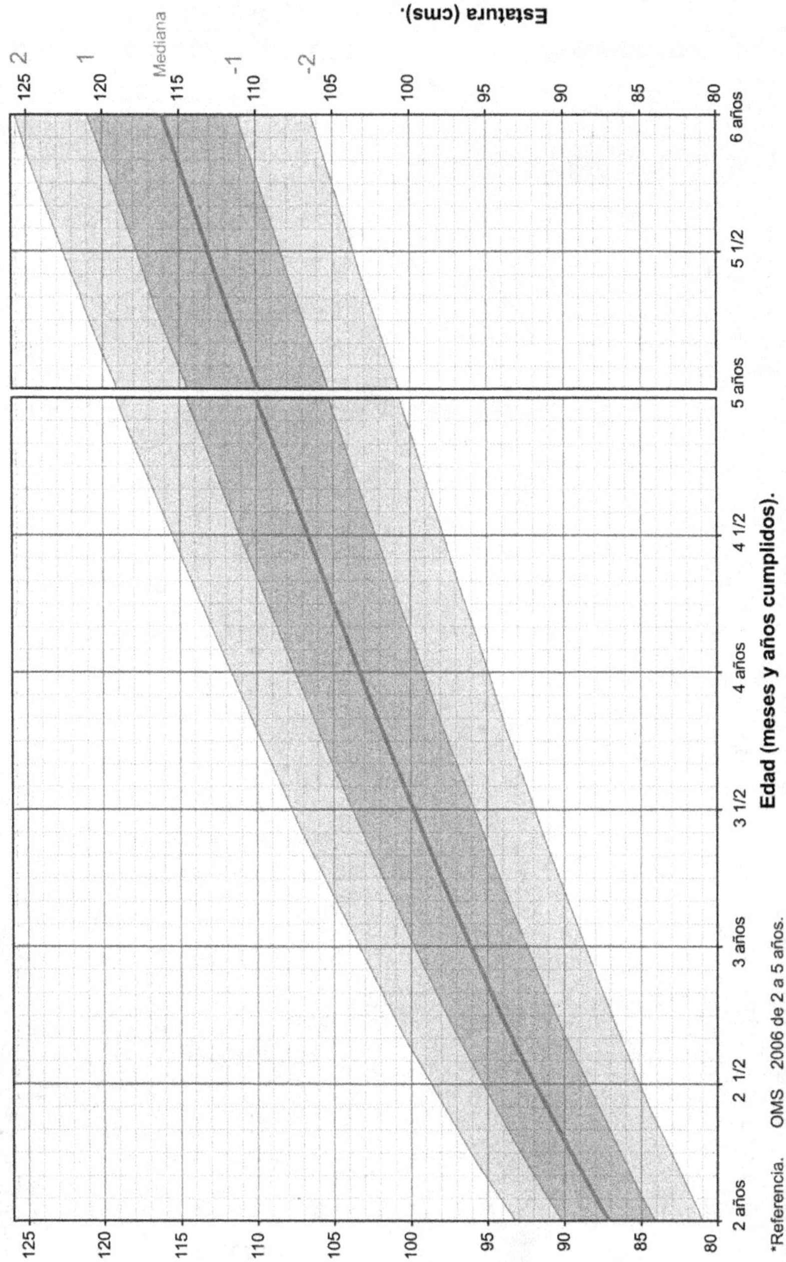

Fuente: Referencia OMS para la evaluación antropométrica.

Gráfico 7: Peso por estatura NIÑOS de 85 a 130 cms. (Mediana y desviaciones estándar).

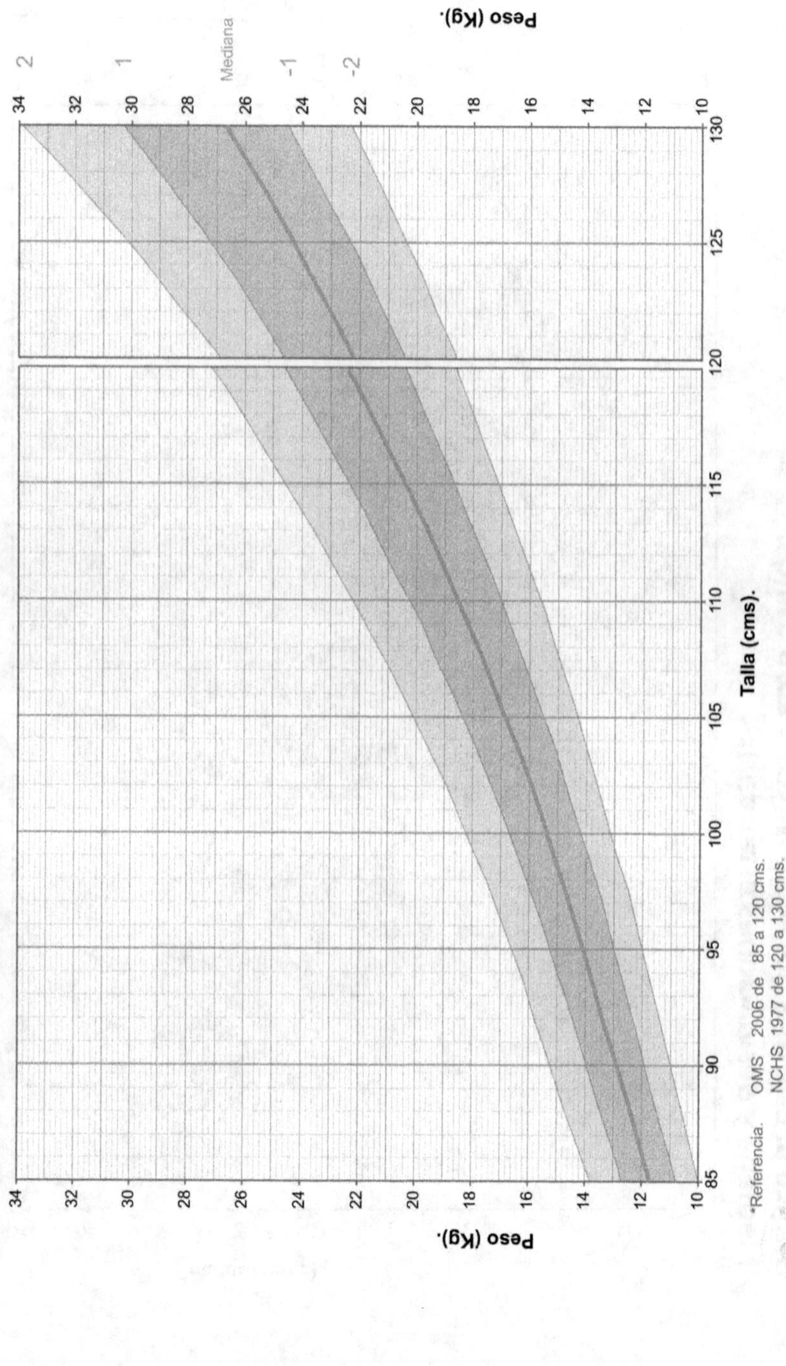

Fuente: Referencia OMS para la evaluación antropométrica.

2 a 20 años: Niñas
Percentiles del Índice de Masa Corporal por edad

Nombre ____________________

de Archivo ____________________

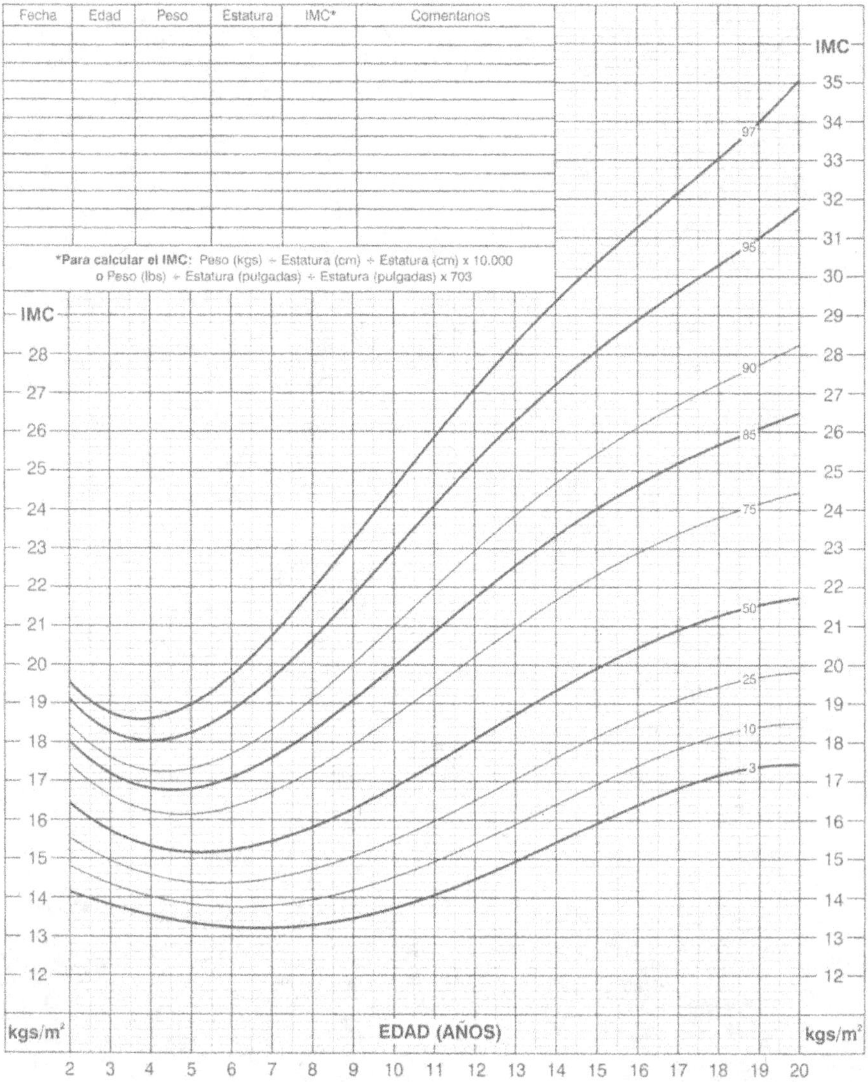

2 a 20 años: Niñas
Percentiles de Estatura por edad y Peso por edad

Nombre ____________

de Archivo ____________

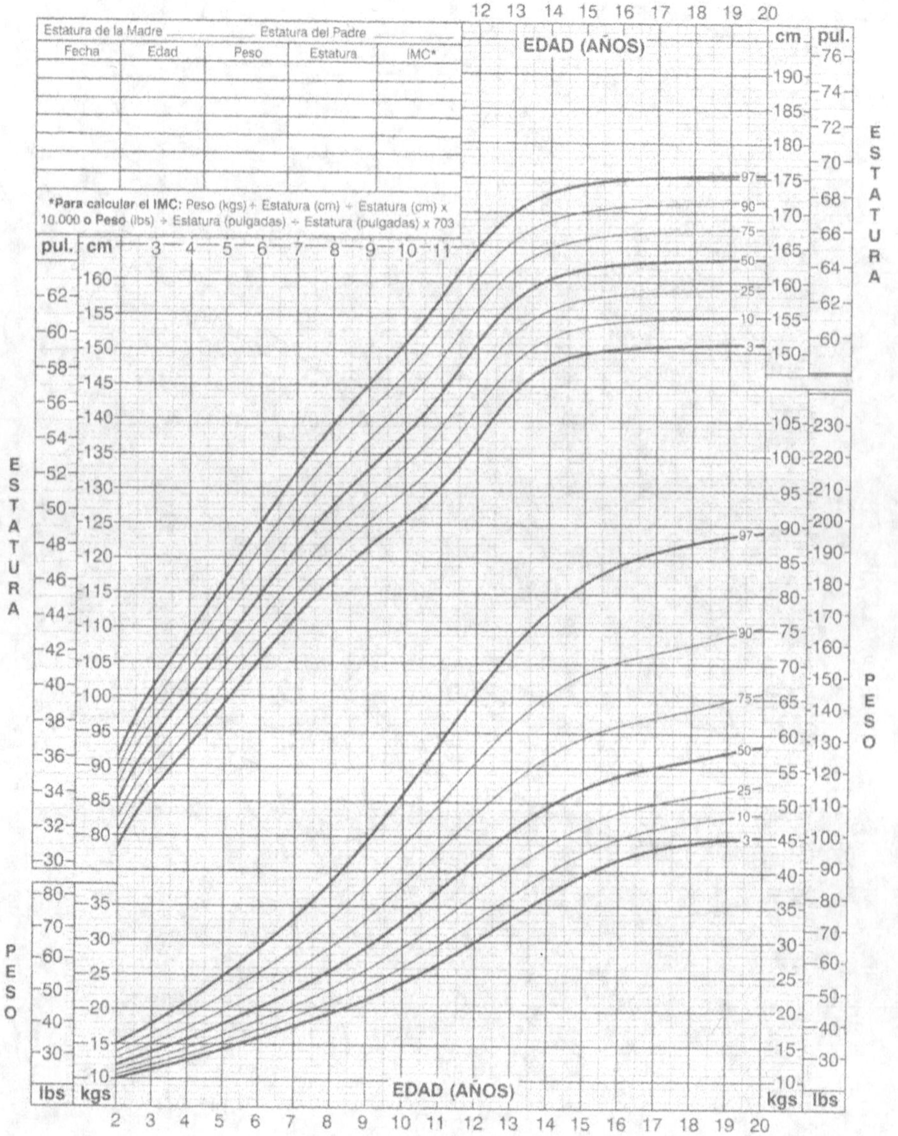

2 a 20 años: Niños
Percentiles de Estatura por edad y Peso por edad

Nombre ____________________

de Archivo ____________

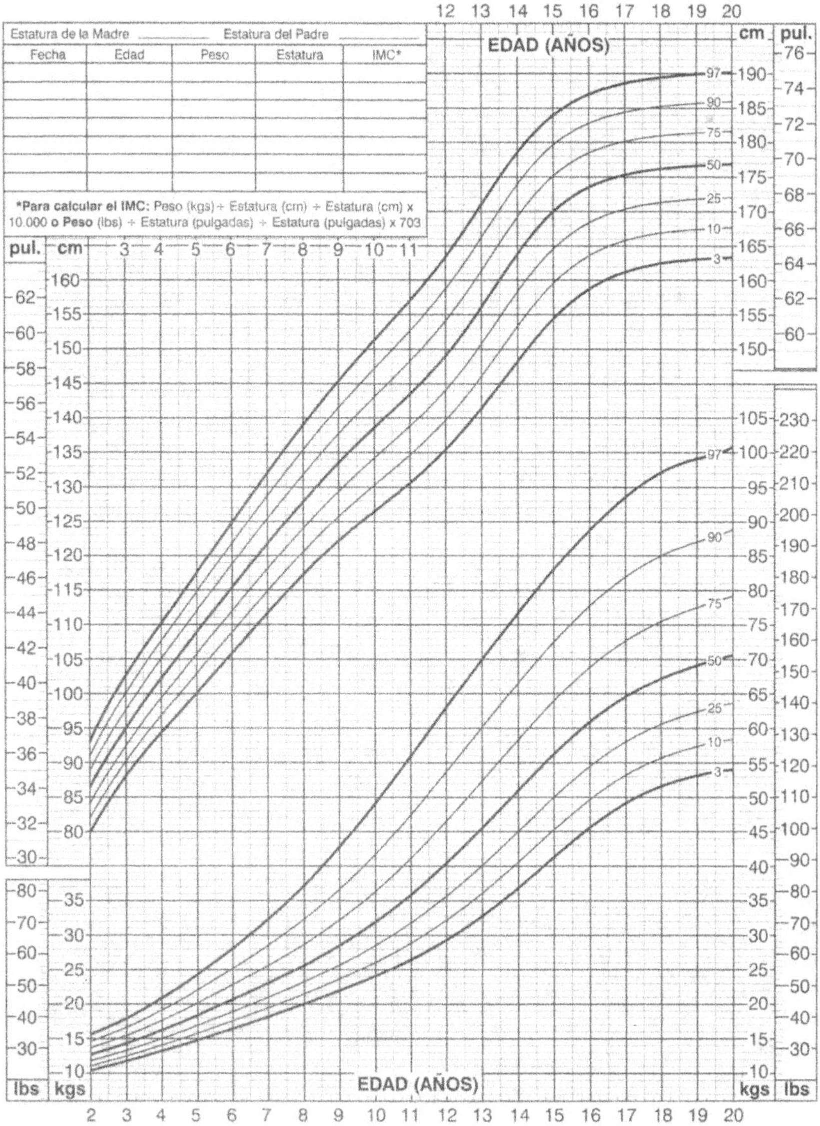

2 a 20 años: Niños
Percentiles del Índice de Masa Corporal por edad

Nombre ______________________

de Archivo ______________

Fecha	Edad	Peso	Estatura	IMC*	Comentarios

*Para calcular el IMC: Peso (kgs) ÷ Estatura (cm) ÷ Estatura (cm) x 10.000
o Peso (lbs) ÷ Estatura (pulgadas) ÷ Estatura (pulgadas) x 703

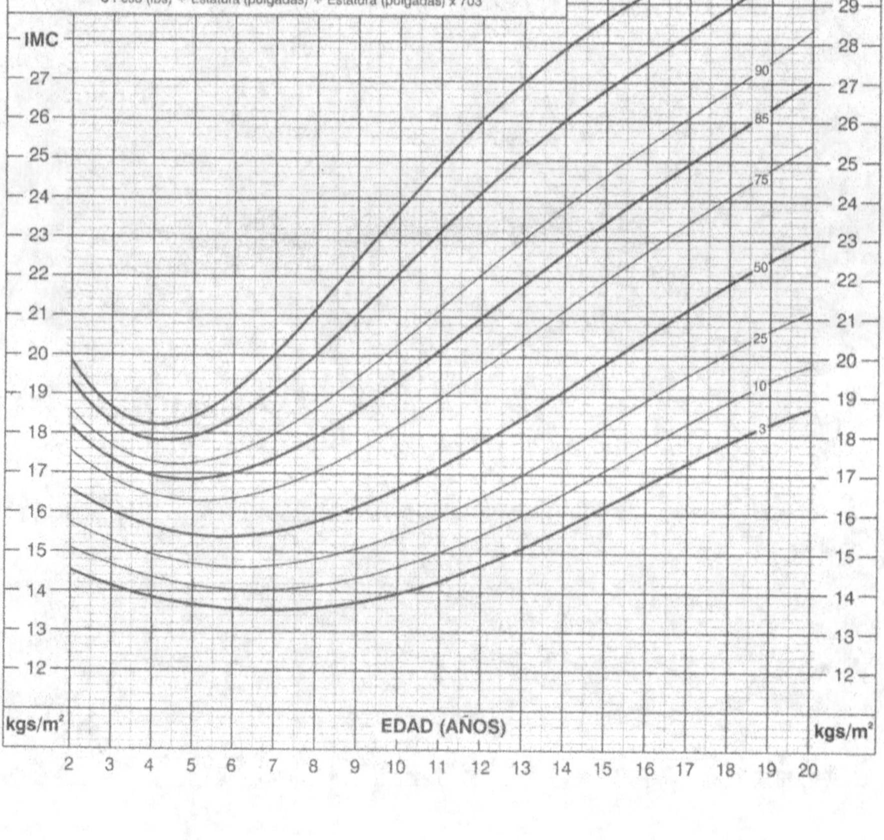

Anexo 7: Evaluación nutricional según desarrollo puberal

Tabla 1. Desarrollo mamario y edad biológica en niñas.

Estadio de Tanner	Edad Biológica (años)
• Mama 1	• < de 10 años y seis meses
• Mama 2	• 10 años y seis meses
• Mama 3	• 11 años
• Mama 4, aún sin menarquia	• 12 años
• Menarquia	• 12 años 8 meses
• Posmenarquia	• 12 años 8 meses, más el tiempo transcurrido desde la menarquia

Figura 1. Etapas de Desarrollo Mamario en la Niña

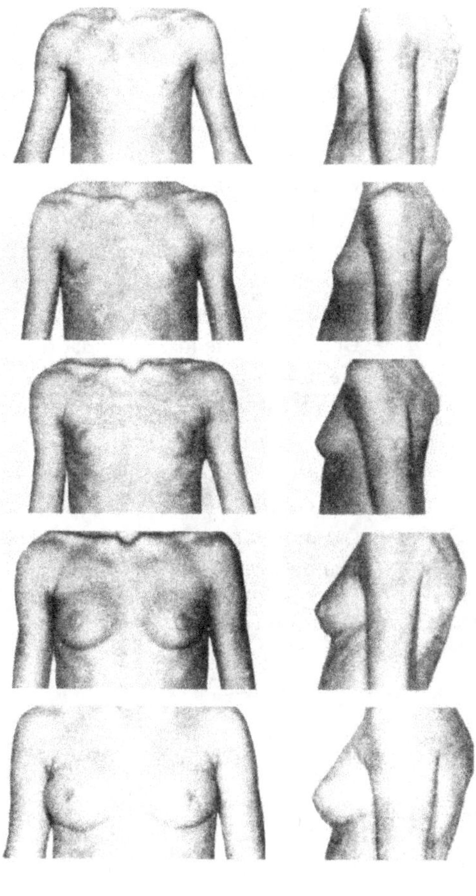

- Mama 1 Preadolescente. Solo existe elevación del pezón.
- Mama 2. Etapa del botón mamario Crecimiento de la glándula sin sobrepasar la aréola a la cual solevanta.
- Mama 3. Hay mayor desarrollo de mama y aréola pero sin separación de sus contornos. Se inicia el crecimiento del pezón.
- Mama 4. Crecimiento de la aréola y del pezón, apareciendo tres contornos.
- Mama 5. Mama adulta. Solo es prominente el pezón, la aréola retirada al contorno general de la mama.

Norma Técnica de Evaluación Nutricional de la niña de 6-18 años, MINSAL 2003

Tabla 2. Desarrollo genital y edad biológica en niños.

ESTADIO DE TANNER	EDAD BIOLÓGICA (AÑOS)
• Genitales 1	• < de 12 años
• Genitales 2	• 12 años
• Genitales 3	• 12 años y seis meses
• Genitales 4	• 13 años y seis meses
• Genitales 5	• 14 años y 6 meses

Figura 2. Etapas de Desarrollo Genital en el Varón

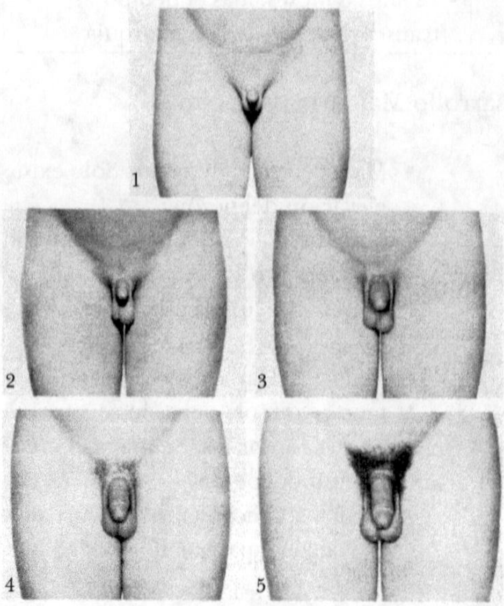

- Genital 1 Preadolescente. Los testículos, escroto y pene son casi del mismo tamaño y forma que en la primera infancia.
- Genital 2. El escroto y los testículos aumentan ligeramente de tamaño. La piel del escroto se ha enrojecido y se ha modificado su textura. En este periodo el aumento del pene es escaso o no existe.
- Genital 3. Testículos y escroto más desarrollados que en el periodo 2. El pene ha aumentado ligeramente, sobre todo en longitud.
- Genital 4. Pene más agrandado, aumento del diámetro y desarrollo del glande. Los testículos y el escroto están más desarrollados que en el periodo anterior y la piel escrotal es más oscura.
- Genital 5. Los genitales tienen el tamaño y forma de los del adulto.

Norma Técnica de Evaluación Nutricional del niño de 6-18 años, MINSAL 2003.

Anexo 8: Curvas de Circunferencia Craneana

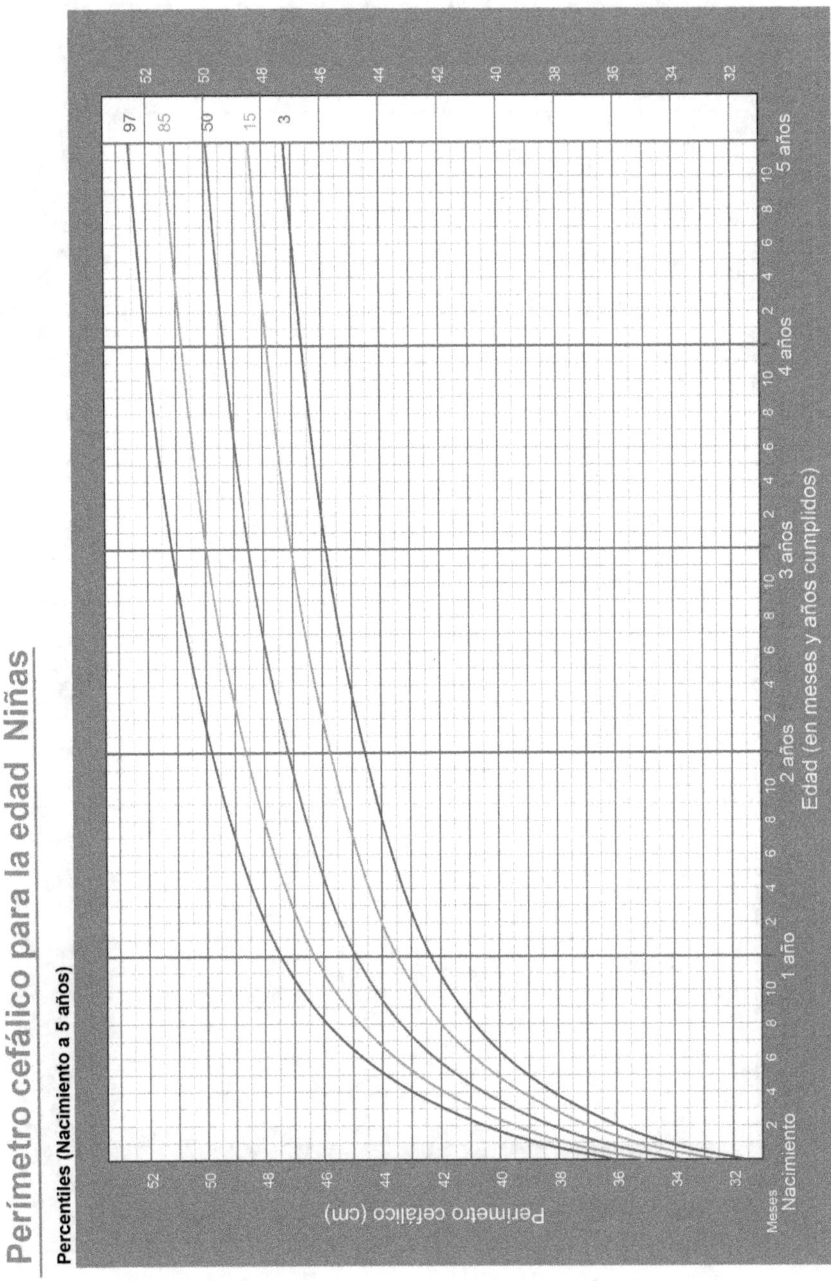

Perímetro cefálico para la edad Niños

Percentiles (Nacimiento a 5 años)

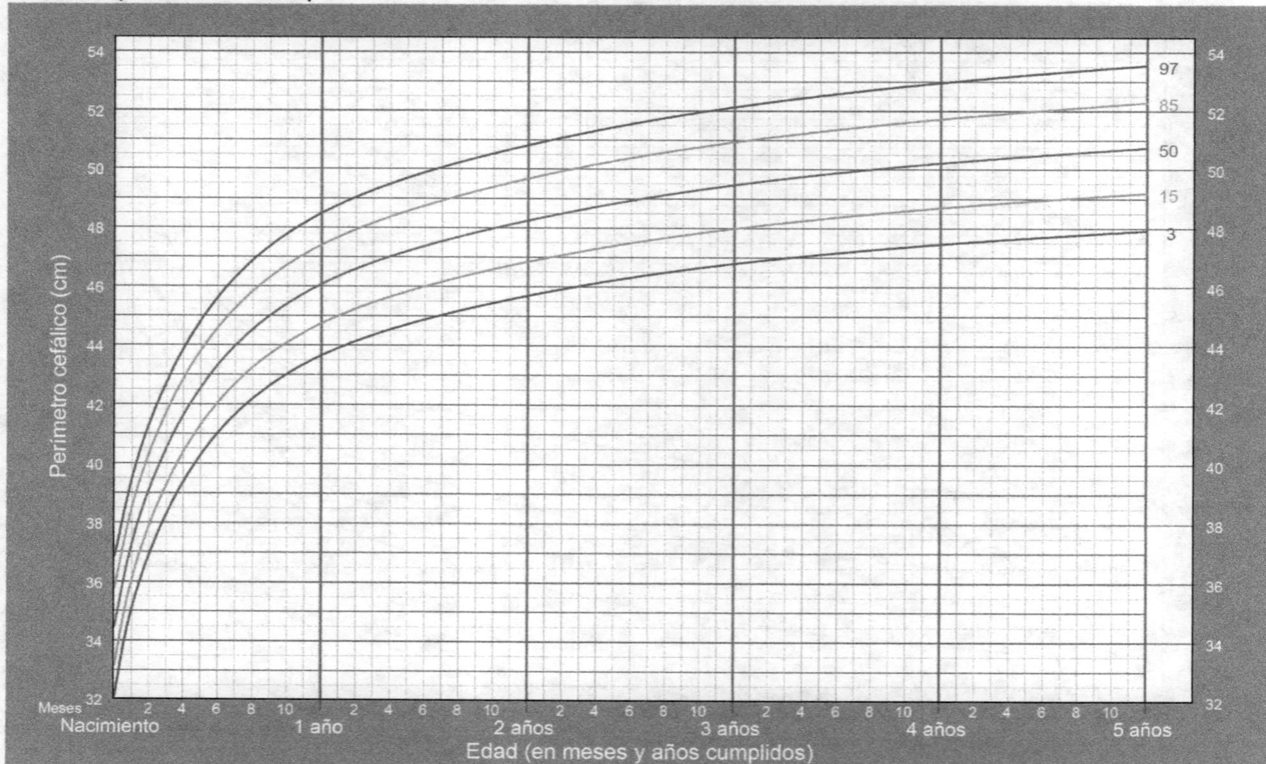

Patrones de crecimiento infantil de la OMS

Talla/Edad y Peso/Edad niñas con Síndrome de Down 0-3 años.

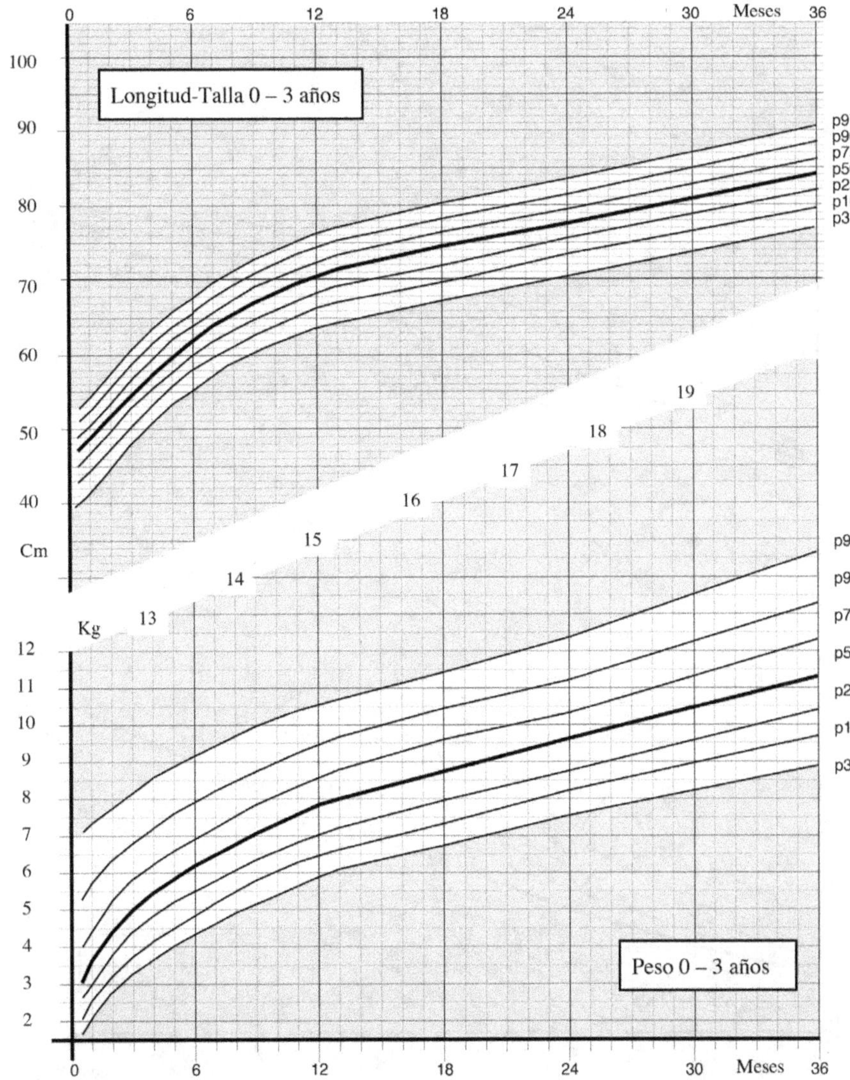

Tablas de crecimiento actualizadas de los niños españoles con síndrome de Down realizadas por la Fundació Catalana Síndrome de Down a través de su Centro Médico Down.
X. Pastor, L. Quintó, M. Corretger, R. Gassió, M. Hernández y A. Serés. *SD-DS Revista Médica Internacional sobre el Síndrome de Down*, (2004;8:34-46).

Talla/Edad y Peso/ Edad niñas con Síndrome de Down 3-15 años.

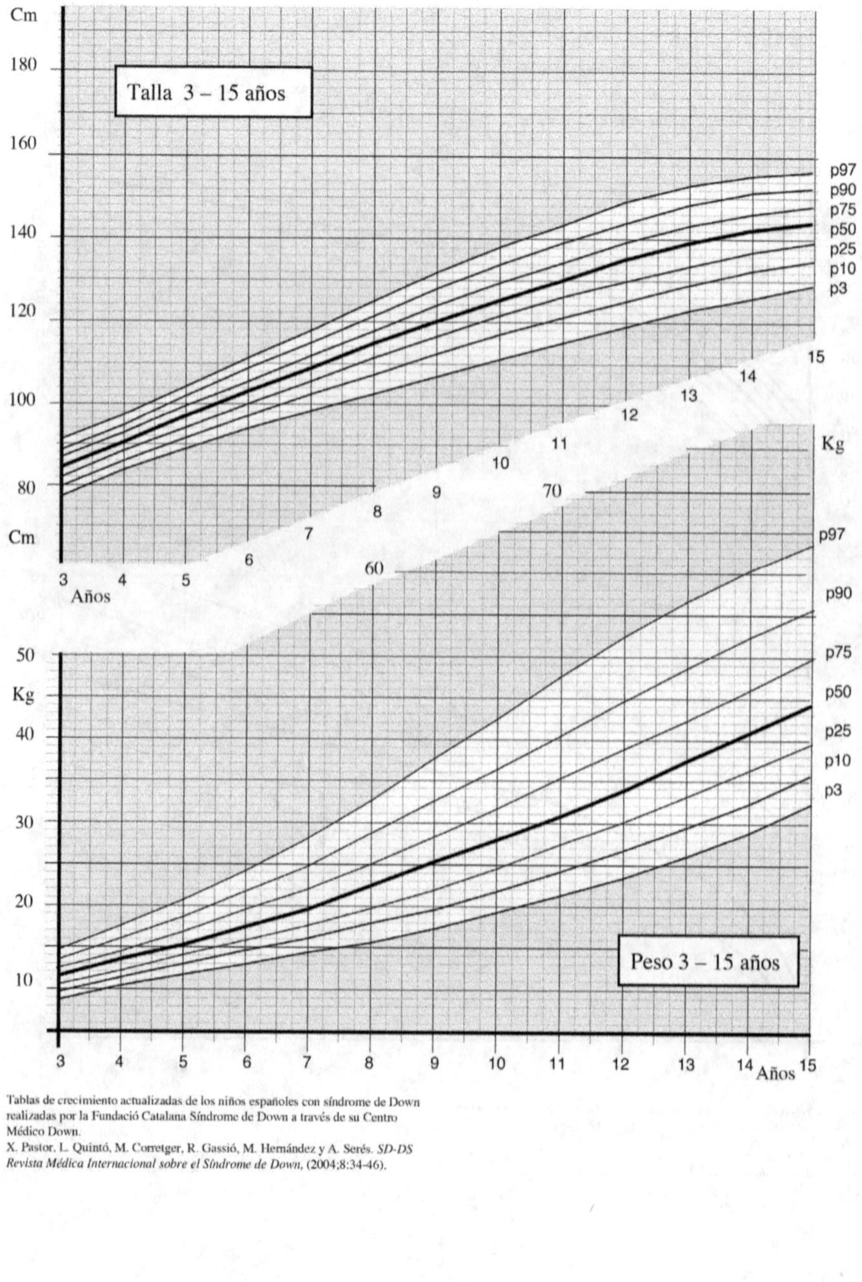

Tablas de crecimiento actualizadas de los niños españoles con síndrome de Down realizadas por la Fundació Catalana Síndrome de Down a través de su Centro Médico Down.
X. Pastor, L. Quintó, M. Corretger, R. Gassió, M. Hernández y A. Serés. *SD-DS Revista Médica Internacional sobre el Síndrome de Down*, (2004;8:34-46).

Perímetro craneal niñas con Síndrome de Down 0-15 años.

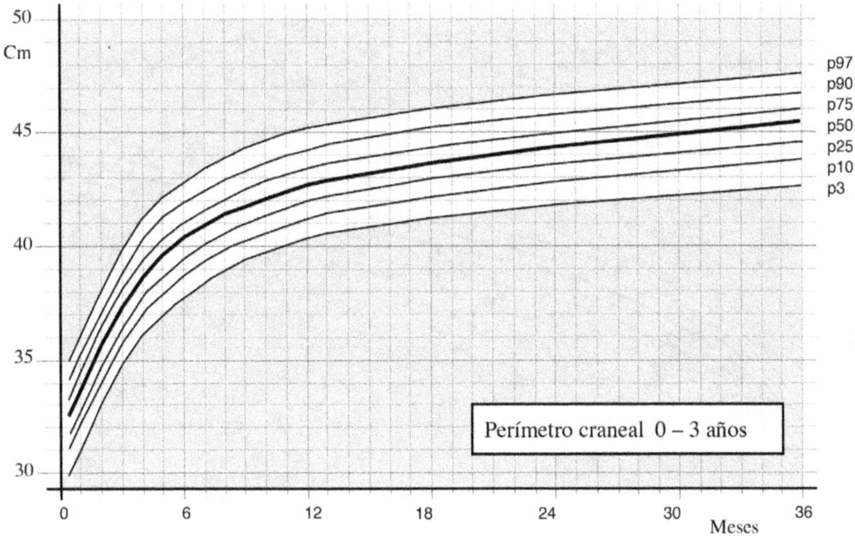

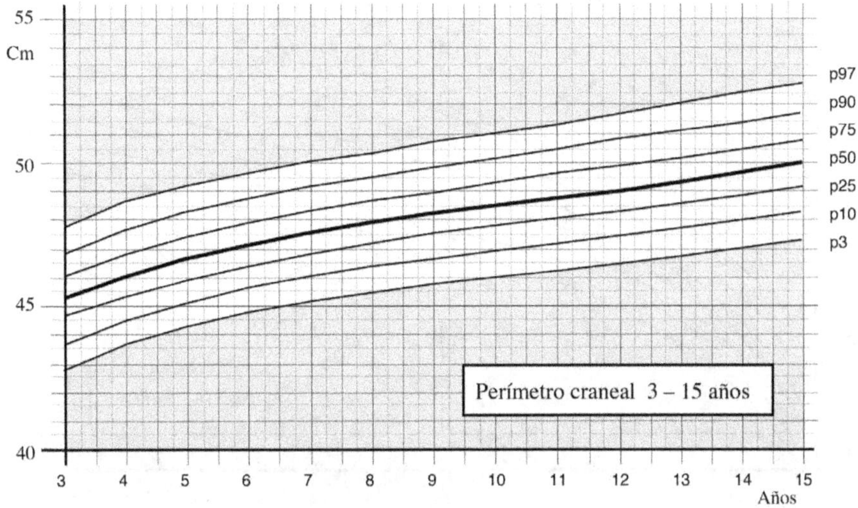

Tablas de crecimiento actualizadas de los niños españoles con síndrome de Down realizadas por la Fundació Catalana Síndrome de Down a través de su Centro Médico Down.
X. Pastor, L. Quintó, M. Corretger, R. Gassió, M. Hernández y A. Serés. *SD-DS Revista Médica Internacional sobre el Síndrome de Down*, (2004;8:34-46).

Talla/Edad y Peso/Edad niños con Síndrome de Down 0-3 años.

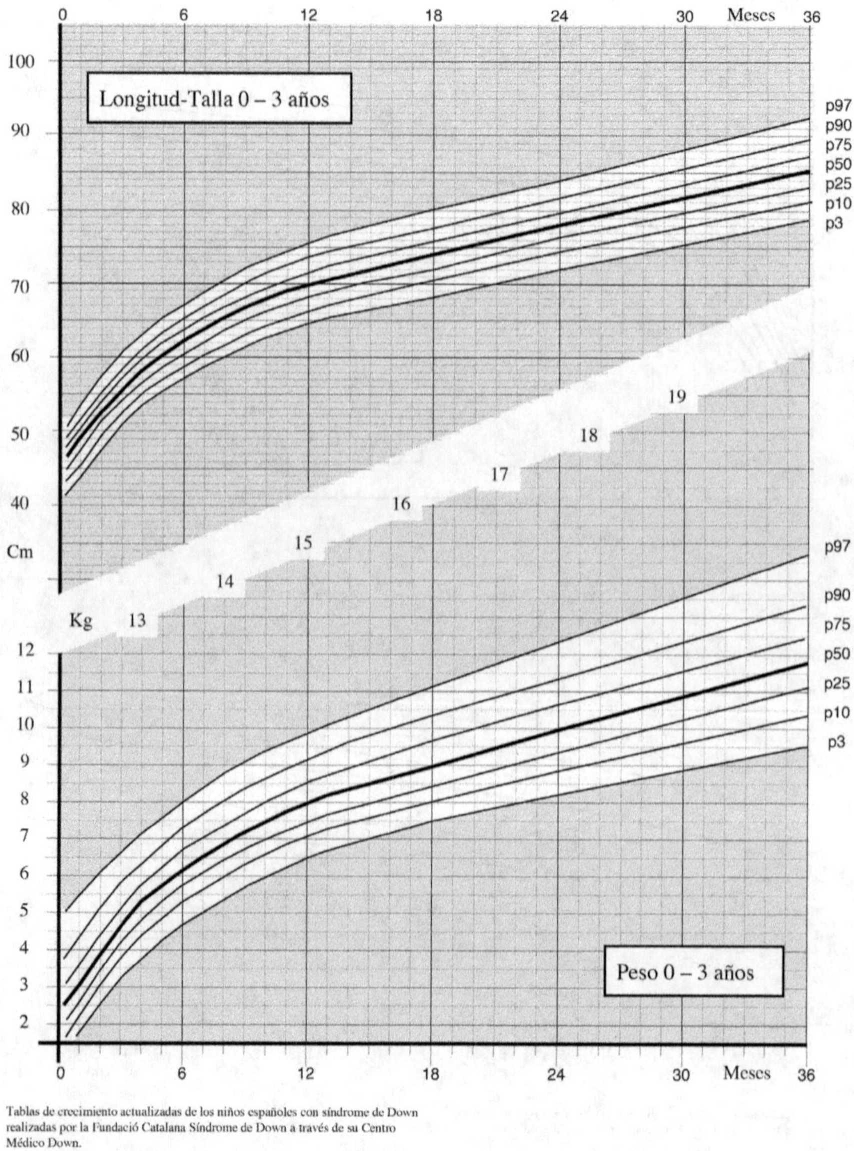

Tablas de crecimiento actualizadas de los niños españoles con síndrome de Down realizadas por la Fundació Catalana Síndrome de Down a través de su Centro Médico Down.
X. Pastor, L. Quintó, M. Corretger, R. Gassió, M. Hernández y A. Serés. *SD-DS Revista Médica Internacional sobre el Síndrome de Down*, (2004;8:34-46).

Talla/Edad y Peso/Edad niños con Síndrome de Down 3-15 años.

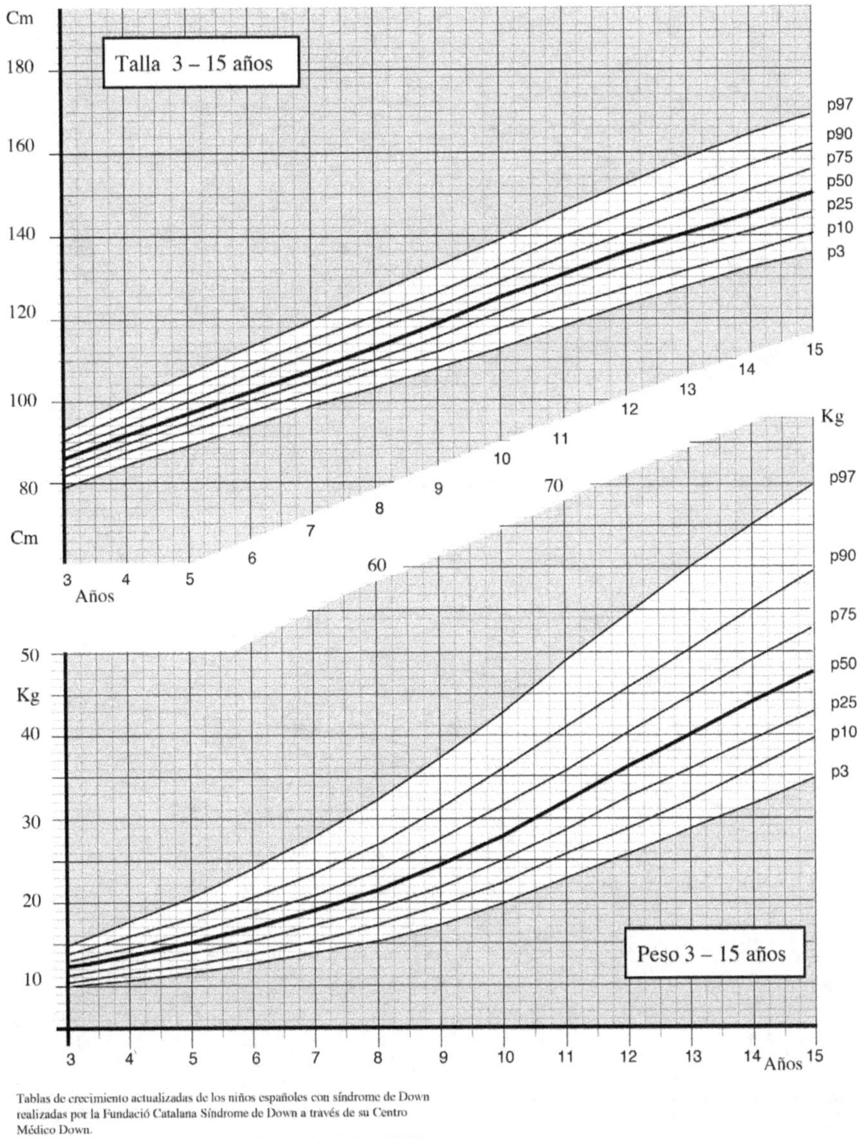

Tablas de crecimiento actualizadas de los niños españoles con síndrome de Down realizadas por la Fundació Catalana Síndrome de Down a través de su Centro Médico Down.
X. Pastor, L. Quintó, M. Corretger, R. Gassió, M. Hernández y A. Serés. *SD-DS Revista Médica Internacional sobre el Síndrome de Down*, (2004;8:34-46).

Perímetro craneal niños con Síndrome de Down 0-15 años.

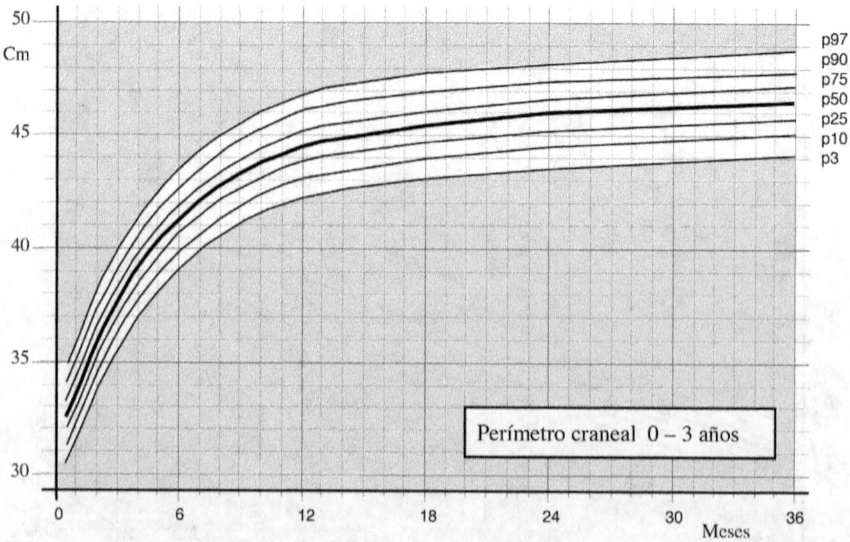

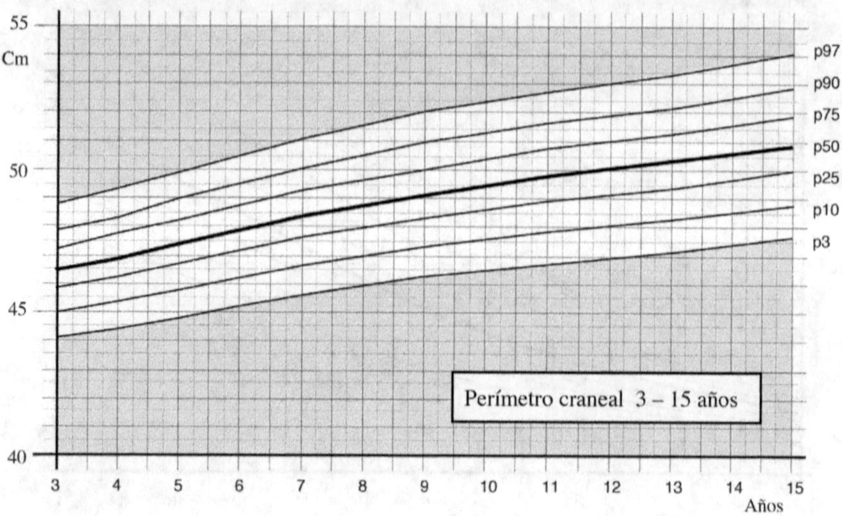

Tablas de crecimiento actualizadas de los niños españoles con síndrome de Down realizadas por la Fundació Catalana Síndrome de Down a través de su Centro Médico Down.
X. Pastor, L. Quintó, M. Corretger, R. Gassió, M. Hernández y A. Serés. *SD-DS Revista Médica Internacional sobre el Síndrome de Down*, (2004;8:34-46).

Anexo 9a: Niveles de Presión Arterial para niñas según edad y percentil de talla

Age, y	BP Percentile	SBP, mm Hg							DBP, mm Hg						
		Percentile of Height							Percentile of Height						
		5th	10th	25th	50th	75th	90th	95th	5th	10th	25th	50th	75th	90th	95th
1	50th	83	84	85	86	88	89	90	38	39	39	40	41	41	42
	90th	97	97	98	100	101	102	103	52	53	53	54	55	55	56
	95th	100	101	102	104	105	106	107	56	57	57	58	59	59	60
	99th	108	108	109	111	112	113	114	64	64	65	65	66	67	67
2	50th	85	85	87	88	89	91	91	43	44	44	45	46	46	47
	90th	98	99	100	101	103	104	105	57	58	58	59	60	61	61
	95th	102	103	104	105	107	108	109	61	62	62	63	64	65	65
	99th	109	110	111	112	114	115	116	69	69	70	70	71	72	72
3	50th	86	87	88	89	91	92	93	47	48	48	49	50	50	51
	90th	100	100	102	103	104	106	106	61	62	62	63	64	64	65
	95th	104	104	105	107	108	109	110	65	66	66	67	68	68	69
	99th	111	111	113	114	115	116	117	73	73	74	74	75	76	76
4	50th	88	88	90	91	92	94	94	50	50	51	52	52	53	54
	90th	101	102	103	104	106	107	108	64	64	65	66	67	67	68
	95th	105	106	107	108	110	111	112	68	68	69	70	71	71	72
	99th	112	113	114	115	117	118	119	76	76	76	77	78	79	79
5	50th	89	90	91	93	94	95	96	52	53	53	54	55	55	56
	90th	103	103	105	106	107	109	109	66	67	67	68	69	69	70
	95th	107	107	108	110	111	112	113	70	71	71	72	73	73	74
	99th	114	114	116	117	118	120	120	78	78	79	79	80	81	81
6	50th	91	92	93	94	96	97	98	54	54	55	56	56	57	58
	90th	104	105	106	108	109	110	111	68	68	69	70	70	71	72
	95th	108	109	110	111	113	114	115	72	72	73	74	74	75	76
	99th	115	116	117	119	120	121	122	80	80	80	81	82	83	83
7	50th	93	93	95	96	97	99	99	55	56	56	57	58	58	59
	90th	106	107	108	109	111	112	113	69	70	70	71	72	72	73
	95th	110	111	112	113	115	116	116	73	74	74	75	76	76	77
	99th	117	118	119	120	122	123	124	81	81	82	82	83	84	84
8	50th	95	95	96	98	99	100	101	57	57	57	58	59	60	60
	90th	108	109	110	111	113	114	114	71	71	71	72	73	74	74
	95th	112	112	114	115	116	118	118	75	75	75	76	77	78	78
	99th	119	120	121	122	123	125	125	82	82	83	83	84	85	86
9	50th	96	97	98	100	101	102	103	58	58	58	59	60	61	61
	90th	110	110	112	113	114	116	116	72	72	72	73	74	75	75
	95th	114	114	115	117	118	119	120	76	76	76	77	78	79	79
	99th	121	121	123	124	125	127	127	83	83	84	84	85	86	87
10	50th	98	99	100	102	103	104	105	59	59	59	60	61	62	62
	90th	112	112	114	115	116	118	118	73	73	73	74	75	76	76
	95th	116	116	117	119	120	121	122	77	77	77	78	79	80	80
	99th	123	123	125	126	127	129	129	84	84	85	86	86	87	88
11	50th	100	101	102	103	105	106	107	60	60	60	61	62	63	63
	90th	114	114	116	117	118	119	120	74	74	74	75	76	77	77
	95th	118	118	119	121	122	123	124	78	78	78	79	80	81	81
	99th	125	125	126	128	129	130	131	85	85	86	87	87	88	89
12	50th	102	103	104	105	107	108	109	61	61	61	62	63	64	64
	90th	116	116	117	119	120	121	122	75	75	75	76	77	78	78
	95th	119	120	121	123	124	125	126	79	79	79	80	81	82	82
	99th	127	127	128	130	131	132	133	86	86	87	88	88	89	90
13	50th	104	105	106	107	109	110	110	62	62	62	63	64	65	65
	90th	117	118	119	121	122	123	124	76	76	76	77	78	79	79
	95th	121	122	123	124	126	127	128	80	80	80	81	82	83	83
	99th	128	129	130	132	133	134	135	87	87	88	89	89	90	91
14	50th	106	106	107	109	110	111	112	63	63	63	64	65	66	66
	90th	119	120	121	122	124	125	125	77	77	77	78	79	80	80
	95th	123	123	125	126	127	129	129	81	81	81	82	83	84	84
	99th	130	131	132	133	135	136	136	88	88	89	90	90	91	92
15	50th	107	108	109	110	111	113	113	64	64	64	65	66	67	67
	90th	120	121	122	123	125	126	127	78	78	78	79	80	81	81
	95th	124	125	126	127	129	130	131	82	82	82	83	84	85	85
	99th	131	132	133	134	136	137	138	89	89	90	91	91	92	93
16	50th	108	108	110	111	112	114	114	64	64	65	66	66	67	68
	90th	121	122	123	124	126	127	128	78	78	79	80	81	81	82
	95th	125	126	127	128	130	131	132	82	82	83	84	85	85	86
	99th	132	133	134	135	137	138	139	90	90	90	91	92	93	93
17	50th	108	109	110	111	113	114	115	64	65	65	66	67	67	68
	90th	122	122	123	125	126	127	128	78	79	79	80	81	81	82
	95th	125	126	127	129	130	131	132	82	83	83	84	85	85	86
	99th	133	133	134	136	137	138	139	90	90	91	91	92	93	93

* The 90th percentile is 1.28 SD, the 95th percentile is 1.645 SD, and the 99th percentile is 2.326 SD over the mean.

For research purposes, the SDs in Table B1 allow one to compute BP Z scores and percentiles for girls with height percentiles given in Table 4 (ie, the 5th, 10th, 25th, 50th, 75th, 90th, and 95th percentiles). These height percentiles must be converted to height Z scores given by: 5% = −1.645; 10% = −1.28; 25% = −0.68; 50% = 0; 75% = 0.68; 90% = 1.28; and 95% = 1.645 and then computed according to the methodology in steps 2 through 4 described in Appendix B. For children with height percentiles other than these, follow steps 1 through 4 as described in Appendix B.

Anexo 9b: Niveles de Presión Arterial para niños según edad y percentil de talla

Age, y	BP Percentile	SBP, mm Hg							DBP, mm Hg						
		Percentile of Height							Percentile of Height						
		5th	10th	25th	50th	75th	90th	95th	5th	10th	25th	50th	75th	90th	95th
1	50th	80	81	83	85	87	88	89	34	35	36	37	38	39	39
	90th	94	95	97	99	100	102	103	49	50	51	52	53	53	54
	95th	98	99	101	103	104	106	106	54	54	55	56	57	58	58
	99th	105	106	108	110	112	113	114	61	62	63	64	65	66	66
2	50th	84	85	87	88	90	92	92	39	40	41	42	43	44	44
	90th	97	99	100	102	104	105	106	54	55	56	57	58	58	59
	95th	101	102	104	106	108	109	110	59	59	60	61	62	63	63
	99th	109	110	111	113	115	117	117	66	67	68	69	70	71	71
3	50th	86	87	89	91	93	94	95	44	44	45	46	47	48	48
	90th	100	101	103	105	107	108	109	59	59	60	61	62	63	63
	95th	104	105	107	109	110	112	113	63	63	64	65	66	67	67
	99th	111	112	114	116	118	119	120	71	71	72	73	74	75	75
4	50th	88	89	91	93	95	96	97	47	48	49	50	51	51	52
	90th	102	103	105	107	109	110	111	62	63	64	65	66	66	67
	95th	106	107	109	111	112	114	115	66	67	68	69	70	71	71
	99th	113	114	116	118	120	121	122	74	75	76	77	78	78	79
5	50th	90	91	93	95	96	98	98	50	51	52	53	54	55	55
	90th	104	105	106	108	110	111	112	65	66	67	68	69	69	70
	95th	108	109	110	112	114	115	116	69	70	71	72	73	74	74
	99th	115	116	118	120	121	123	123	77	78	79	80	81	81	82
6	50th	91	92	94	96	98	99	100	53	53	54	55	56	57	57
	90th	105	106	108	110	111	113	113	68	68	69	70	71	72	72
	95th	109	110	112	114	115	117	117	72	72	73	74	75	76	76
	99th	116	117	119	121	123	124	125	80	80	81	82	83	84	84
7	50th	92	94	95	97	99	100	101	55	55	56	57	58	59	59
	90th	106	107	109	111	113	114	115	70	70	71	72	73	74	74
	95th	110	111	113	115	117	118	119	74	74	75	76	77	78	78
	99th	117	118	120	122	124	125	126	82	82	83	84	85	86	86
8	50th	94	95	97	99	100	102	102	56	57	58	59	60	60	61
	90th	107	109	110	112	114	115	116	71	72	72	73	74	75	76
	95th	111	112	114	116	118	119	120	75	76	77	78	79	79	80
	99th	119	120	122	123	125	127	127	83	84	85	86	87	87	88
9	50th	95	96	98	100	102	103	104	57	58	59	60	61	61	62
	90th	109	110	112	114	115	117	118	72	73	74	75	76	76	77
	95th	113	114	116	118	119	121	121	76	77	78	79	80	81	81
	99th	120	121	123	125	127	128	129	84	85	86	87	88	88	89
10	50th	97	98	100	102	103	105	106	58	59	60	61	61	62	63
	90th	111	112	114	115	117	119	119	73	73	74	75	76	77	78
	95th	115	116	117	119	121	122	123	77	78	79	80	81	81	82
	99th	122	123	125	127	128	130	130	85	86	86	88	88	89	90
11	50th	99	100	102	104	105	107	107	59	59	60	61	62	63	63
	90th	113	114	115	117	119	120	121	74	74	75	76	77	78	78
	95th	117	118	119	121	123	124	125	78	78	79	80	81	82	82
	99th	124	125	127	129	130	132	132	86	86	87	88	89	90	90
12	50th	101	102	104	106	108	109	110	59	60	61	62	63	63	64
	90th	115	116	118	120	121	123	123	74	75	75	76	77	78	79
	95th	119	120	122	123	125	127	127	78	79	80	81	82	82	83
	99th	126	127	129	131	133	134	135	86	87	88	89	90	90	91
13	50th	104	105	106	108	110	111	112	60	60	61	62	63	64	64
	90th	117	118	120	122	124	125	126	75	75	76	77	78	79	79
	95th	121	122	124	126	128	129	130	79	79	80	81	82	83	83
	99th	128	130	131	133	135	136	137	87	87	88	89	90	91	91
14	50th	106	107	109	111	113	114	115	60	61	62	63	64	65	65
	90th	120	121	123	125	126	128	128	75	76	77	78	79	79	80
	95th	124	125	127	128	130	132	132	80	80	81	82	83	84	84
	99th	131	132	134	136	138	139	140	87	88	89	90	91	92	92
15	50th	109	110	112	113	115	117	117	61	62	63	64	65	66	66
	90th	122	124	125	127	129	130	131	76	77	78	79	80	80	81
	95th	126	127	129	131	133	134	135	81	81	82	83	84	85	85
	99th	134	135	136	138	140	142	142	88	89	90	91	92	93	93
16	50th	111	112	114	116	118	119	120	63	63	64	65	66	67	67
	90th	125	126	128	130	131	133	134	78	78	79	80	81	82	82
	95th	129	130	132	134	135	137	137	82	83	83	84	85	86	87
	99th	136	137	139	141	143	144	145	90	90	91	92	93	94	94
17	50th	114	115	116	118	120	121	122	65	66	66	67	68	69	70
	90th	127	128	130	132	134	135	136	80	80	81	82	83	84	84
	95th	131	132	134	136	138	139	140	84	85	86	87	87	88	89
	99th	139	140	141	143	145	146	147	92	93	93	94	95	96	97

The 90th percentile is 1.28 SD, the 95th percentile is 1.645 SD, and the 99th percentile is 2.326 SD over the mean.
For research purposes, the SDs in Table B1 allow one to compute BP Z scores and percentiles for boys with height percentiles given in Table 3 (ie, the 5th, 10th, 25th, 50th, 75th, 90th, and 95th percentiles). These height percentiles must be converted to height Z scores given by: 5% = −1.645; 10% = −1.28; 25% = −0.68; 50% = 0; 75% = 0.68; 90% = 1.28; and 95% = 1.645, and then computed according to the methodology in steps 2 through 4 described in Appendix B. For children with height percentiles other than these, follow steps 1 through 4 as described in Appendix B.

Anexo 10: Recomendaciones para el control sano del niño y adolescente

Recomendaciones para el Control de Salud del Niño y del Adolescente																															
Edad	RN	1m	2m	3m	4m	5m	6m	8m	10m	12m	15m	18m	21m	24m	2a6m	3a	3a6m	4a	4a6m	5a	5a6m	6a	7a	8a	9a	10a	11a	12a	13a	14a	15a
Anamnesis	✓	✓	✓	✓	✓	✓	✓	✓	✓	✓	✓	✓	✓	✓	✓	✓	✓	✓	✓	✓	✓	✓	✓	✓	✓	✓	✓	✓	✓	✓	✓
Antropometría: Peso-Talla	✓	✓	✓	✓	✓	✓	✓	✓	✓	✓	✓	✓	✓	✓	✓	✓	✓	✓	✓	✓	✓	✓	✓	✓	✓	✓	✓	✓	✓	✓	✓
Circunferencia Craneana	✓	✓	✓	✓	✓	✓	✓	✓	✓	✓	✓	✓	✓	✓																	
Evaluación Nutricional	✓	✓	✓	✓	✓	✓	✓	✓	✓	✓	✓	✓	✓	✓	✓	✓	✓	✓	✓	✓	✓	✓	✓	✓	✓	✓	✓	✓	✓	✓	✓
Examen Físico Completo	✓	✓	✓	✓	✓	✓	✓	✓	✓	✓	✓	✓	✓	✓	✓	✓	✓	✓	✓	✓	✓	✓	✓	✓	✓	✓	✓	✓	✓	✓	✓
Evaluación DSM	✓	✓	✓	✓	✓	✓	✓	✓	✓	✓	✓	✓	✓	✓	✓	✓	✓	✓	✓	✓	✓	✓									
Evaluación Desarrollo Puberal																								✓	✓	✓	✓	✓	✓	✓	✓
Medición Presión Arterial																✓	✓	✓	✓	✓	✓	✓	✓	✓	✓	✓	✓	✓	✓	✓	✓
Potenciales Evocados Auditivos	R																														
Evaluación Visión Subjetiva	✓	✓	✓	✓	✓	✓	✓	✓	✓	✓	✓	✓	✓	✓	✓	✓	✓														
Test de Snellen																		✓	✓	✓	✓	✓	✓	✓	✓	✓	✓	✓	✓	✓	✓
Rojo Pupilar	✓	✓	✓	✓	✓	✓				✓	✓	✓	✓																		
Test de Hirshberg							✓	✓	✓	✓	✓	✓	✓																		
Evaluación por Oftalmólogo																		✓													
Evaluación por Odontólogo														✓				✓				✓						✓			
Evaluación Ortopédica																		✓		✓		✓	✓	✓	✓	✓	✓	✓	✓	✓	✓
TSH-PKU	✓																														
Screening Metabólico Completo	R																														
Radiografía de Cadera				✓																											
Ecografía de Cadera		*																													
Vacunas	✓		✓		✓		✓			✓		✓											✓			✓	✓			✓	
Escala de Edimburgo			✓				✓																								
Escala de Massie-Campbell					✓					✓																					
Evaluación Psicosocial	✓	✓	✓	✓	✓	✓	✓	✓	✓	✓	✓	✓	✓	✓	✓	✓	✓	✓	✓	✓	✓	✓	✓	✓	✓	✓	✓	✓	✓	✓	✓
Prevención de Accidentes	✓	✓	✓	✓	✓	✓	✓	✓	✓	✓	✓	✓	✓	✓	✓	✓	✓	✓	✓	✓	✓	✓	✓	✓	✓	✓	✓	✓	✓	✓	✓
Prevención de Abuso de Sustancias																										✓	✓	✓	✓	✓	✓
Prevención Embarazo Adolescente																										✓	✓	✓	✓	✓	✓
Prevención Maltrato Infantil	✓	✓	✓	✓	✓	✓	✓	✓	✓	✓	✓	✓	✓	✓	✓	✓	✓	✓	✓	✓	✓	✓	✓	✓	✓	✓	✓	✓	✓	✓	✓

R: Recomendado *: Antecedentes de riesgo o examen alterado

Anexo 11: Examen Clínico y Evaluación de Radiografía de Cadera

Prueba de Ortolani

Es una maniobra de reducción para colocar la cadera en una posición normal. Se toma el muslo de modo que el dedo medio siga la diáfisis femoral y se apoye en el trocánter mayor. Se efectúa inicialmente una ligera tracción en el sentido de la diáfisis femoral y lentamente con una suave presión en los trocánteres se van separando las rodillas. Se siente un resalte de entrada y se escucha un chasquido. No repetirlo para evitar la luxación iatrogénica.

Prueba de Barlow

La posición de la mano del observador es semejante pero la cadera se aduce y flecta, presionando con el pulgar la zona del trocánter menor buscando un resalte de salida.

Asimetría de los pliegues del muslo

No es un indicador específico de anormalidad, pudiendo existir falsos (+) hasta en un 30% de los lactantes especialmente obesos.

Ecografía de cadera

Es un buen método para el diagnóstico precoz de cadera antes de los 3 meses de edad, cuando aún no aparece el núcleo de osificación secundario proximal del fémur, lo que es de difícil interpretación mediante radiografía; sin embargo se debe considerar que es un método operador dependiente.

Radiografía de pelvis antero-posterior (AP)

Se realiza en lactantes a partir de los 3 meses. En una radiografía adecuada se pueden hacer las siguientes mediciones (foto):

- Angulo acetabular: Entre la línea de Hilgenreiner y otra tangencial al borde externo del cotilo. Normal menor de 30°; dudoso entre 30° y 36°; patológico mayor de 36°.
- Línea de Perkins: Perpendicular a la línea de Hilgenreiner y se prolonga hacia abajo, siendo normal cuando toca el tercio externo de la metáfisis. En la luxación no toca la metáfisis del fémur.
- Cuadrantes de Ombredanne: Entre las líneas de Hilgenreiner y de Perkins determinan 4 cuadrantes, el núcleo de osificación debe ocupar normalmente el cuadrante infero-medial.

- Arco de Shenton: Línea curva armónica entre el borde inferior del cuello y el borde inferior del agujero obturador.

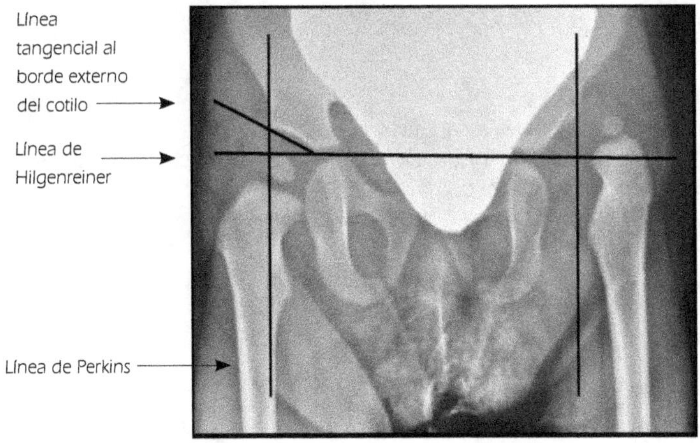

Radiografía de pelvis AP: Se aprecia luxación de cadera izquierda, cadera derecha normal.

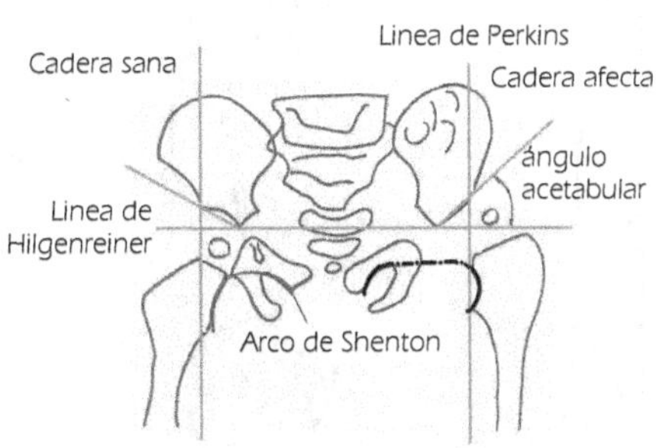

Anexo 12: Examen de columna

Se examina de rutina a partir de los 4 años, fijándose en el eje vertical de la columna para descubrir asimetrías o desviaciones laterales (escoliosis).

TEST DE ADAMS:

En posición de pie se debe observar:

- Simetría de la altura de hombros, escápulas y crestas iliacas
- Simetría del triángulo del talle (triángulo formado por el perfil del tronco, el perfil de la región de los glúteos y la extremidad superior)

Luego se le pide doblar su tronco dejando caer su cabeza entre sus brazos, evaluando:

- Simetría de las masas musculares paravertebrales
- Rectitud de la columna
- Aparición de gibas

Para evaluar las curvaturas anteroposteriores se observa al niño en posición vertical, desde uno de sus costados y en referencia con una línea vertical que puede ser la muralla.

Ante la sospecha de alguna alteración se debe derivar a traumatólogo.

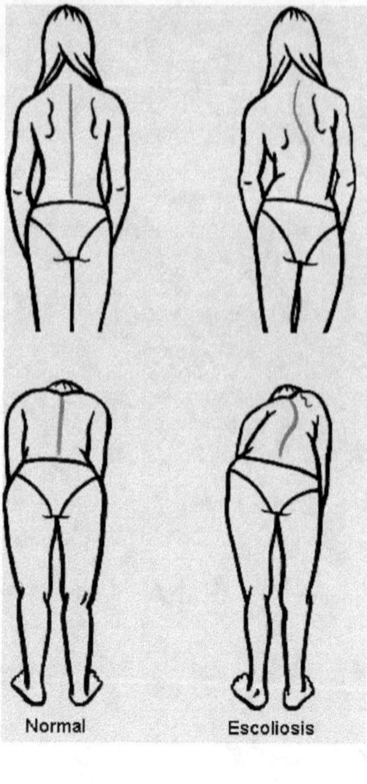

Referencias

QUEZADA A. Manual de Pediatría Ambulatoria. Ed. Mediterráneo. Segunda edición 2011.

MENEGHELLO J. Texto de Pediatría. 5ta edición. Ed. Panamericana, 1997.

VALENZUELA P, MOORE R. Pediatría ambulatoria: Un enfoque integral. Ediciones Universidad Católica de Chile. Segunda edición 2012.

MENA A. Apuntes de Pediatría. Departamento de Pediatría y Cirugía Infantil Sur, Facultad de Medicina, Universidad de Chile, 2001.

MANUAL DE LACTANCIA MATERNA. Ministerio de Salud de Chile. Tercera edición 2010, disponible en: http://web.minsal.cl/sites/default/files/files/2010_Manual%20de%20Lactancia%20Materna.pdf

Normas técnicas de evaluación y estimulación del desarrollo psicomotor en el niño y la niña menor de 6años: Ministerio de Salud de Chile 2004.

BARRERA G. Indicadores y Referentes para Evaluación del Estado Nutritivo, Crecimiento y Riesgo Metabólico. Instituto de Nutrición y Tecnología de los alimentos, 2008.

Estimulando al niño desde que nace. Niños de 0 a 3 meses. Programa de Salud del Niño. Ministerio de Salud de Chile.

Apoyando los nuevos aprendizajes del niño. Niños de 3 a 6 meses. Programa de Salud del Niño. Ministerio de Salud de Chile.

Apoyando al niño en la exploración del mundo. Niños de 6-12 meses. Programa de salud del niño. Ministerio de salud de Chile, 2008.

Manual para el apoyo y seguimiento del desarrollo psicosocial de niños y niñas de 0 a 6 años. Ministerio de Salud de Chile, 2008.

Norma técnica Programa Nacional de Salud de la Infancia. Ministerio de Salud de Chile, 2014.

Orientaciones técnicas para las modalidades de apoyo al desarrollo infantil. Chile Crece Contigo. Ministerio de Salud de Chile, 2012.

Guidelines for Health Supervision of Infants, Children, and Adolescents 2nd ed., disponible en http://www.brightfutures.org/bf2/pdf/index.html

Guía de Alimentación del Niño(a) Menor de 2 Años y hasta la adolescencia. Ministerio de Salud de Chile 2005.

Norma para el manejo ambulatorio de la malnutrición del déficit y por exceso en el niño(a) menor de 6 años. Ministerio de Salud de Chile 2007.

Referencia OMS para la evaluación antropométrica en niñas y niños menores de 6 años, 2006.

Norma técnica de evaluación nutricional del niños de 6 a 18 años. Ministerio de Salud de Chile 2003, disponible en http://www.scielo.cl/scielo.php?pid=S0717-75182004000200007&script=sci_arttext

Una nueva referencia internacional de crecimiento infantil. Medwave 2007 Dic;7(11):e1096 doi: 10.5867/medwave.2007.11.1096

Clinical Growth Charts of Center for Disease Control and Prevention, disponible en: http://www.cdc.gov/growthcharts/clinical_charts.htm

Child Growth Standards of the World Health Organization, disponible en: http://www.who.int/childgrowth/en/

Growth Charts for Children with Down Syndrome, disponible en: http://www.growthcharts.com/charts/DS/charts.htm

Guías nacionales de neonatología. Ministerio de Salud de Chile 2005.

Programa Nacional de Salud Integral de Adolescentes y Jóvenes. Ministerio de Salud 2012

GAETE V. La atención clínica del adolescente que consulta por un problema de salud. Revista Médica Clínica las Condes. Vol. 22 n°1 enero 2011.

Supervisión de la salud en niños con Síndrome de Down. Academia Americana de Pediatría. PEDIATRICS Volume 128, Number 2, August 2011.

Programa Español para personas con Síndrome de Down, 2001. Disponible en http://www.sindromedown.net/adjuntos/cPublicaciones/90L_downsalud.pdf

Pautas de Evaluación Buco-Dentaria. Ministerio de Salud de Chile 2007.

Guía Clínica SALUD ORAL INTEGRAL PARA NIÑOS Y NIÑAS DE 6 AÑOS. Ministerio de Salud de Chile 2013.

Protocolo de cepillado y aplicación comunitaria de barniz de flúor para intenvención en párvulos. MINSAL 2012.

Eye Examination in Infants, Children, and Young Adults by Pediatricians Pediatrics, Apr 2003; 111: 902 - 907.

Guía Clínica Estrabismo en menores de 9 años Ministerio de Salud de Chile 2010.

SALGADO C., ALTSCHWAGER P. Oftalmopediatría y Estrabismo, disponible en: http://escuela.med.puc.cl/paginas/Cursos/quinto/Especialidades/Oftalmologia/pdf/Oftalmopediatria-estrabismo.pdf

The Fourth Report on the Diagnosis, Evaluation, and Treatment of High Blood Pressure in Children and Adolescents Pediatrics, Aug 2004; 114: 555 - 576.

A guide to Safety Counseling in Office Practice. The Injury prevention program of the American Academy of pediatrics, disponible en: http://www.aap.org/FAMILY/TIPP-Guide.pdf

Age-Related Safety Sheets: Birth to 10 Years. The Injury prevention program of the American Academy of pediatrics, disponible en: http://www.bluespringspediatric.com/patient-education/tipp-injury-prevention.php

VALENZUELA P., PARIS E. Prevención de accidentes en Manual de pediatría Pontificia Universidad Católica de Chile, disponible en http://escuela.med.puc.cl/paginas/publicaciones/manualped/prevenaccid.html

CIFUENTES L., FANTA E. Supervisión de Salud en Pediatría Ambulatoria en Manual de pediatría Pontificia Universidad Católica de Chile, disponible en http://escuela.med.puc.cl/paginas/publicaciones/manualped/Supervic.html

MOORE R. Evaluación del Desarrollo Psicomotor en: Manual de pediatría Pontificia Universidad Católica de Chile, disponible en http://escuela.med.puc.cl/paginas/publicaciones/manualped/evaldessps.html

GUZMÁN M., TÉLLEZ A. La salud del niño en edad escolar en: Manual de pediatría Pontificia Universidad Católica de Chile, disponible en http://escuela.med.puc.cl/paginas/publicaciones/manualped/SaludEsc.html

VARGAS NA, SALINEROS M, VIAL S. Características recomendadas a los juguetes. Encuesta de opinión a expertos chilenos. Revista Chilena de Pediatría. 2000;71 (1):68-71.

El juego entre el nacimiento y los 7 años: un manual para ludotecarias, UNESCO 2000.

ROJAS VALERIA. Influencia de la televisión y videojuegos en el aprendizaje y conducta infanto-juvenil. Revista Chilena de Pediatría. 2008;79(1):80-85.

MORAGA F., CONTRERAS M. Los niños e Internet. La visión pediátrica de la nueva "generación digital". Revista Chilena de Pediatría.2005;76(2):159-165.

JANA L., SHU J. Heading home with your newborn. 2nd edition American academy of pediatrics 2011.

HIRSCH T. Síndrome Febril en Pediatría en: Manual de Pediatría Pontificia Universidad Católica de Chile, disponible en http://escuela.med.puc.cl/paginas/publicaciones/manualped/sfebril.html

Plan Nacional de vacunaciones. Calendario de vacunación 2014. Ministerio de Salud de Chile.

Vaccines and Immunizations. Centers of Disease Control and Prevention. En www.cdc.gov.

Manual de Vacunas de Latinoamérica 2005, Editorial Latinoamericana SLIPE.

CÉSPEDES AMANDA. Niños con Pataletas, Adolescentes Desafiantes. Editorial Vergara, Sexta edición 2009.

CÉSPEDES AMANDA. Educar Las Emociones Educar Para la Vida. Editorial Vergara, Cuarta edición 2009.

www.ingramcontent.com/pod-product-compliance
Lightning Source LLC
LaVergne TN
LVHW010101061026
849532LV00005BA/1910